"聞き取り困難症"のお困りごと解消します

聞いてる
つもりなのに

「話聞いてた?」と言われたら読む本

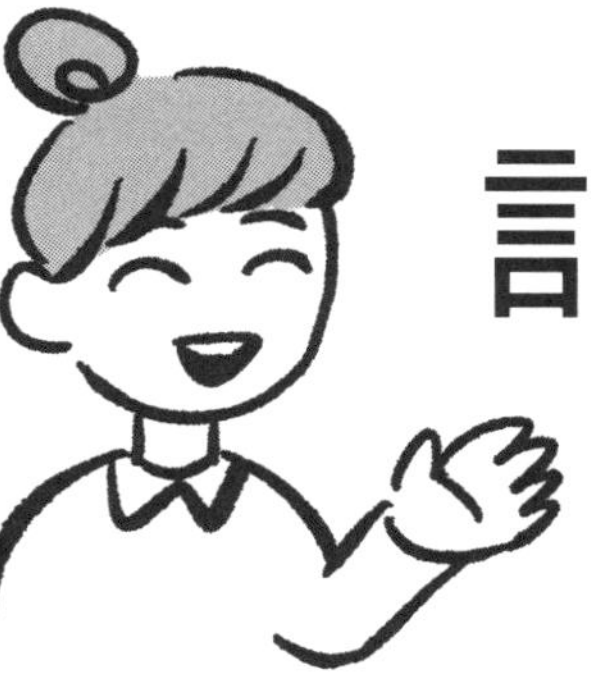

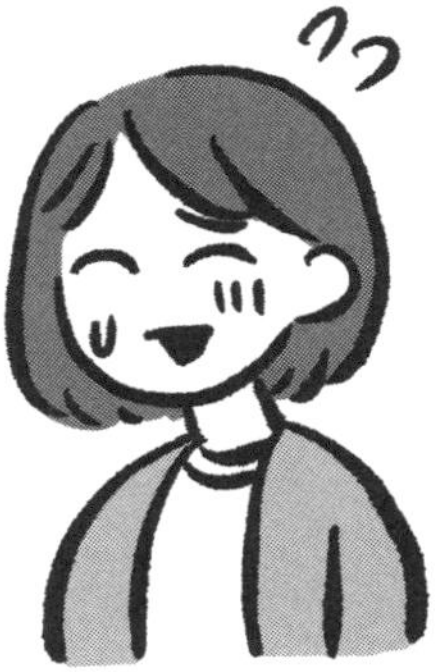

医誠会国際総合病院　イヤーセンター長
大阪公立大学大学院　特任教授
阪本浩一

飛鳥新社

はじめに　耳鼻科にやってくる「聞き取れない」人たち

「先生、私は耳が悪いかもしれないです」

耳鼻咽喉科に勤める私のもとには、そういった患者さんがよく訪れます。
もちろん、真っ先に疑うのは聴力の問題です。しかし、詳しく検査をしてみると、聴力には問題がないということがあります。
一体、なにが起きているのでしょう？

患者さんの話を聞いてみると、本人は聞いているつもりなのに「話、聞いてた？」「注意が足りないんじゃない？」と言われて悩んでいるようなのです。

こういった症状は「聞き取り困難症」、英語で「Listening Difficulties」ということから、日本では「L・i・D」と呼ばれています。聴力に問題がなくても、音声を言葉として認識するためのプロセスで、なんらかの問題が起きていることがあるのです。

本書では、L・i・Dについての最新の研究と、実際にL・i・Dに悩む当事者のみなさんへのアンケートをもとにした、お悩み別の対策方法を紹介しています。

L・i・Dについて初めて知る方にもわかりやすい形で説明していますので、どうかご安心ください。一方で、すでにL・i・Dだと認識している方にとっては、この本を通じて「孤独ではない」「自分には可能性がある」と感じていただきたいのです。

L・i・Dはまだまだ認知度が低く、支援の手が十分とはいえません。周囲から「なまけているだけ」、「努力が足りない」と誤解され、疎外感を抱くこともあるでしょう。「これは自分のことかもしれない」と思う方には、ぜひご自身の状態と向き合い、次の一歩を踏み出すきっかけに。家族や友人がL・i・Dかもしれないと思う方には、理解の一助としていただけたらと思います。

この本を通じて、日常におけるL・i・Dの方の困りごとを少しでも解消できることを切に願っています。

目次

第2章　「聞き取る力」が低くなってしまう5つの理由

第3章

こんなことで困っています！当事者の〝あるある〟と対策を公開！

第4章 おうちでできるトレーニングと、助けてもらうための方法

序章

「聞き取り困難」という状況がある

「話を聞いてないよね」と言われてしまう〝あるある〟なケース

ちゃんと話を聞いているはずなのに、なぜか聞き取れない。もしかしたらそれは、次のような状況で起こっていませんか？「話を聞いてないよね」と言われてしまう人には、こんなケースがあるようです。

CASE① うるさいところではフリーズしてしまうAさん

今日はZちゃんの誕生日のお祝いをかねて、ひさびさに学生時代の友達3人とカジュアルなレストランで食事会。今日はどんなお店だろう。少しでも静かなお店だといいな。うるさい場所は苦手。だって周りがガヤガヤ騒がしいと、みんなの話が聞き取れないから。久しぶりに会うから、積もる話もあるし、みんなと楽しみたい。どうか静かなお店か半個室か個室でありますように……。

やっとお店に到着。このお店、ＢＧＭが結構大きめにかかっている。今日はちょっと絶望的かも……。

――やっと４人そろってカンパイ。ひさびさなだけにみんな一気に話し始めた。

「ひっさしぶりー。そうそう、この間、〇〇だった＆に会ったの。でねー％＆について＠￥って△の！」とＸちゃん、始めからテンション高い。

「キャー！　で、＊□はど＄ＤＡＴたの？」ってＹちゃん、甲高い声で早口でしゃべられると何を言っているかわからなくて会話についていけない。どうしよう。

でも、頑張ってみんなの話を聞かなくちゃ。……

やっぱりよく聞こえない。ところどころよく聞き取れないけど、みんなに合わせて、いつものように適当に相槌《あいづち》をしつつ、笑顔、笑顔……。

あれ？　どこからか店員さんらしき人の声がする。あ、私の後ろからだ。

「みなさん●□鱒か？　せっ〇〇なので、今日は▼＆が＊＠に＃＆ますよ」

うーん……？　頭の中でみんなの会話とＢＧＭ

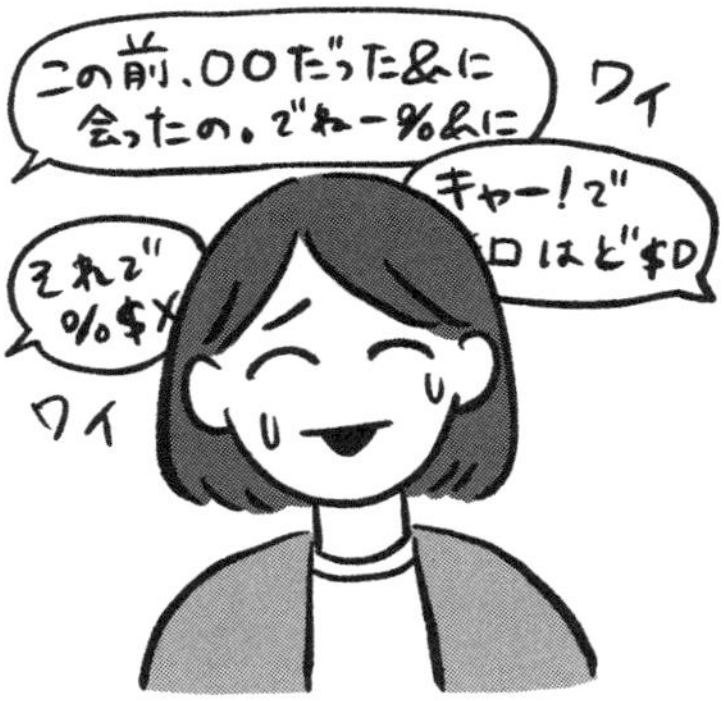

と店員さんの声が混じる。よく聞こえないけど、今日のおすすめ料理と、飲み物の注文を聞いているにちがいない！

「Aちゃんは、どうする？」と、Zちゃんが急に話を振ってきた。

「あ、私はとりあえずビールで……」

「(笑) Aちゃん、店員さんが奥にある窓際の眺めのいい席が空いたから、みなさんでそっちに移動しますか？　って聞いているんだよ」と、隣のXちゃん。

「も〜、Aちゃん、私たちの話、全然聞いてないよね？」

CASE② 電話の声の聞き取りが苦手なBさん

オフィスの引っ越しで、自分の席がコピー機のそばになってしまった……。誰かがコピーを取り出すとガーガーうるさいんだよなぁ。

あ、会社の携帯が鳴っている。昨日、メールで注文書が届いていたO商事のMさんからだ。どうしよう……。Mさん、仕事に厳しくて、ちょっと怖いんだよなぁ。き、緊張する。電話の声ってただでさえ聞き取りにくいのに、さっきから席のそばで稼働しているコピー機の音がうるさい。もう少し静かな場所はないかなぁ。仕方がない、廊下に出よう。

「おまたせしました。NカンパニーのBです」

「すみません、Bさん。O商事のMですが、昨日送ったメールで至急●@だので、□って△る¥で、でき＋す＊？」

ええと……至急という言葉は聞き取れたけど、途中の言葉が抜け落ちて聞こえない……。ダメだ、静かな場所に移動したのに。ぺちゃくちゃしゃべっているそこの2人組、早く通り過ぎて～。それより電話、電話。重要なことだ、聞き直さないと。

「す、すみません、Mさん。お電話が遠いので、もう一度お願いできますか」

「昨日送った●文書で至急●@ので、一行目の□って＊って△る¥ででき＋す＊？」

「す、すみません、お電話が遠いので、もう一度お願いできますか」

「で・す・か・ら、昨日送った@@書で至急●@ので、□○×のキ¥＊＊でお願いしたいんすけど」

ひ～、Mさん、イラッとしている。ダメだ……聞き取れない。でも、これ以上聞き直すのも悪いし。ただ、『一行目』と、『キ』っていうのはなんとか聞き取れた。一か八かだ。多分こう言っているはず。確認しておこう。

「注文書の一行目の商品、キャンセル……で、いいですかね？」

「Bさん、聞こえてないようなので、もう一度、大きい声でゆっくり言いますね。一行目の商品の色、き・い・ろがあれば変更をお願いします。念のため、あとで確認のメールを入れておきます」

「……はい。かしこまりました（今度はなんとか聞き取れた……ホッ）」

電話のときは、特に注意して相手の話に耳を傾けているけど、周囲が少しでも騒がしいとよく聞こえない。どうして自分はみんなと同じように、仕事をこなせないんだろう……。はぁ〜。Mさんの機嫌を損ねちゃったかな。仕事では迷惑ばかりかけて、自己嫌悪。

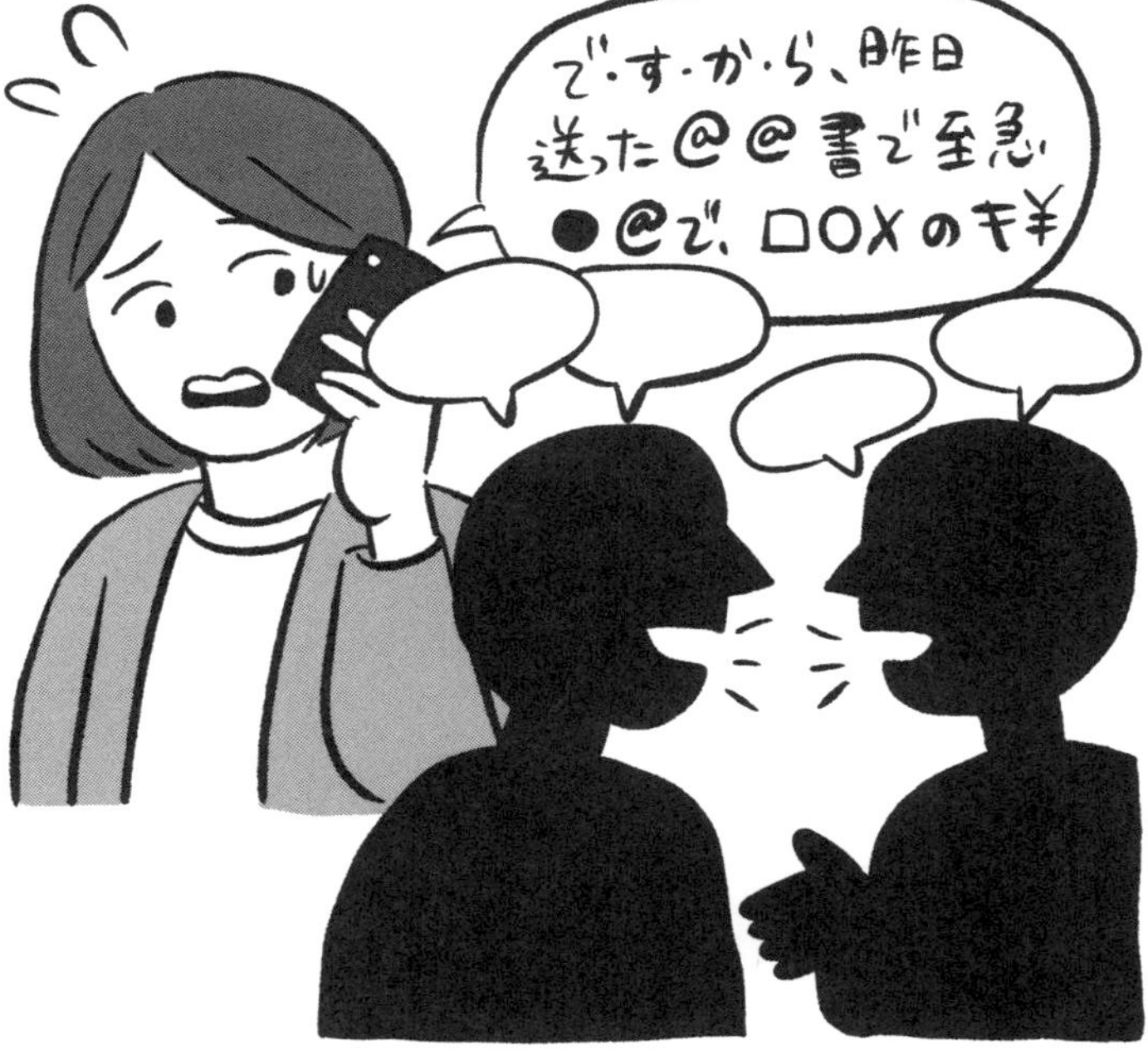
で・す・か・ら、昨日
送った@@書で至急
●@で、□OXの

CASE③ 聞き間違えが多く、〝天然〟といじられがちなCさん

今日は、会社を上げて取り組むイベントの大事なオンライン会議。来週の本番に向けてミスがないよう、みんなの話をしっかり聞かなくちゃ。

まずは上司のSさんの話だ。今日は一段と熱を帯びていて話が長い。「みんな来週に備えて、しっかり覚えておいてね」と言っているけど、あれ？ 最初のほうは何について説明していたんだっけ？ やばい！ 忘れた。来週は本番なんだ。忘れないようにしっかり集中してみんなの話を聞かなくちゃ。忘れないようにメモメモ……。集中して聞かなくちゃ、メモもとらな……聞かなく……き……意識が飛んでいく……（こっくり、こっくり……眠りこける）。

「（画面越しから）おーい、Cさん、ちゃんと話を聞いている？ 大事なところだから居眠りしないで」

「ハッ！ Sさん。は、はい、申し訳ありません！（おかしいな、昨夜は早く寝て、しっかり睡眠をとったのに）」

「Cさん、大事なところなので、もう一度言いますね。このイベントで佐藤さんが入場したタイミングで、スタッフ全員で拍手ですよ。忘れずにお願いします」

「は、はい！　加藤さんが入賞したら握手ですね……！」

――一同爆笑。

「まったくCさんは、マイペースの天然なんだから～」

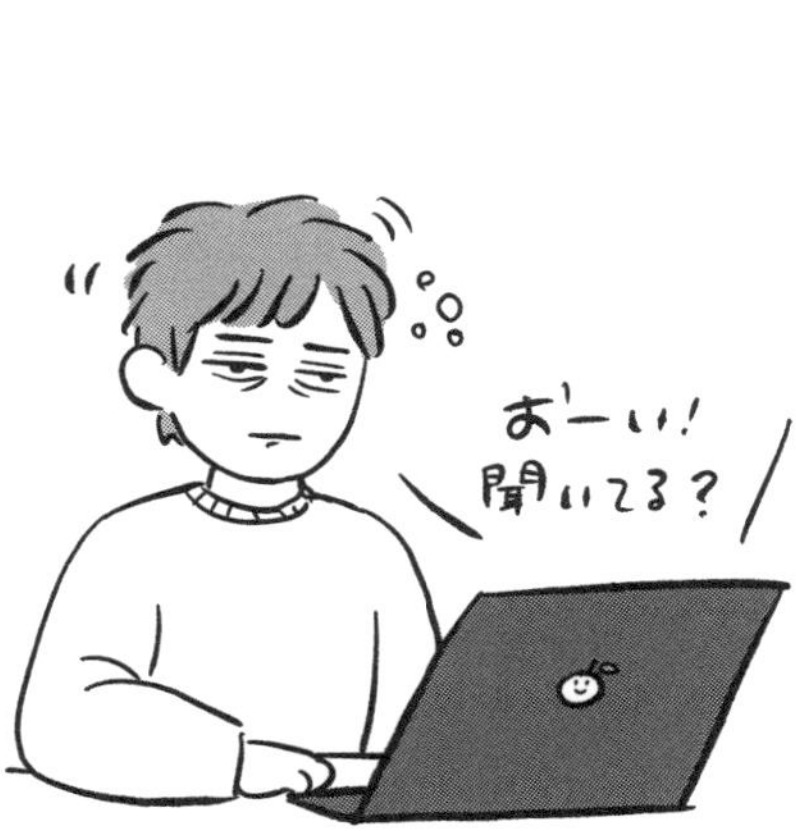

会話のキャッチボールができない

AさんもBさんもCさんも、それぞれに置かれているケースは異なりますが、共通しているのは、「相手の声は聞こえているのに、よく聞き取れず、聞き間違えをしていること」です。

もう一度、今のシーンを振り返ってみましょう。

Aさんは、人の会話とBGMが頭の中で混ざり合い、友人の会話を聞き取れません。テンション高め&早口の友達の会話について行けず、聞くのをあきらめてしまっています。さらに、後ろから来た店員さんの声も正確に聞き取れていません。

Bさんは、電話口の相手の話を正確に聞き取ることができません。Bさん自身も電話の声が聞こえづらいので、苦手だと感じているようです。コピー機の動作音、周りの人の会話など、電話口の声を邪魔する音が入ると、うまく話が聞き取れず、何度も同じことを聞き直しています。緊張するような相手であることも聞き取りに影響しているようです。

Cさんは、オンライン会議で上司の話を聞こうと頑張っています。しかし、その話は長く、最初の内容を忘れてしまっています。忘れないよう話を聞きながらメモをとろうと奮闘しますが、なかなかうまくいきません。大事な会議なのに眠りこけ、微妙な聞き間違えも重なり、周囲からは「マイペースの天然さん」と烙印を押されています。

3人とも相手の声は耳に届いていますが、言葉として正しくキャッチできていません。会話に参加しようと必死に頑張って試みますが、相手が何を話しているのか正しく聞き取れないためコミュニケーションがスムーズにとれず、本人も気を揉んでいます。

会話のキャッチボールができず、会話が成り立たないばかりか、相手に笑われたり、怒られたり。こんな状態が続けば、自己肯定感は下がる一方でしょう。

相手の声は音として「聞こえている」のに、言葉として「聞こえてない」。これはいったいどういうことでしょうか？

「聞こえにくい」状況の4パターン

もっと詳しく掘り下げると、「聞こえている」のに「聞こえていない状態」は人によってさまざまなようです。

私のところにやってくる、「話を聞いてた？」と言われてしまう人たちにどんな状況なのか深く聞いてみると、次のような聞こえ方をすると説明されることがしばしばあります。

自己紹介が遅れましたが、私は耳鼻科でこのような「話を聞いてた？」と言われてしまう人たちを診療している、阪本浩一と申します。大阪府や兵庫県の病院で、これまでにのべ5000人の同様な症状の方を診てきました。

数々のケースを診てきた中で、次のような4パターンの状況を訴える方が多いことに気づきました。

CASE① 言葉が虫食い状態になって聞こえる

・単音や単語、ワンフレーズが抜け落ちる
・語尾だけ聞き取れ、あとはすべてモヤがかかった感じになる
・目の前の人の声より、周囲の音がクローズアップして聞こえるため、虫食い状態で聞き取ってしまう
・電話の声は虫食い状態のように途切れ途切れに聞こえる
・重要な部分ほど、聞き取ろうとしてストレスを感じるのか、穴抜けになって聞き取れない

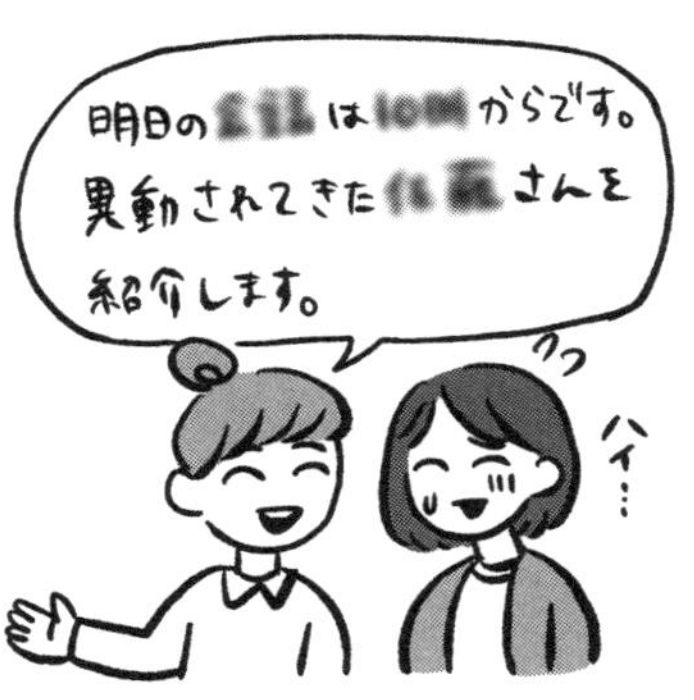
明日の　は　からです。
異動されてきた　さんを
紹介します。
ハイ…

CASE②頭の中で音がミックスされる

- すべての音が同等に聞こえたり、すべての声が重なったりする
- 雑音と人の声が渾然《こんぜん》一体となって1つの音として聞こえる
- 話し声がBGMや他の雑音にかき消されたり、置き換わったりしてしまう
- どうでもいい音は聞こえるのに、直接会話している相手の声が拾えない
- 物音がすると、その音で聞きたい人の声がかき消される

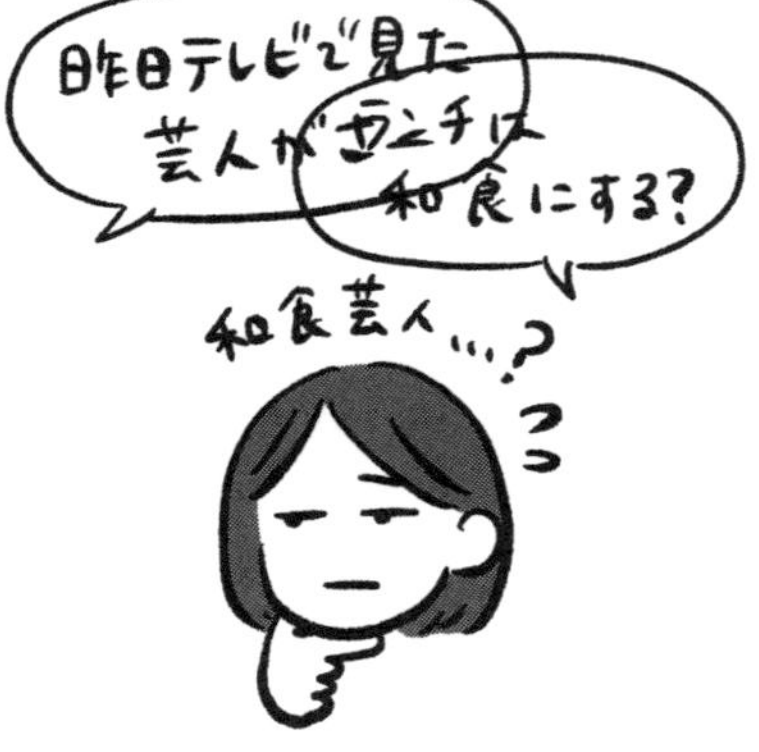
昨日テレビで見た
芸人が
チは
和食にする?
和食芸人…?

CASE③　言葉として頭に残らない、認識できない

・音としては認識するが、単語として聞こえない
・長い文章を区切りなく話されると、内容がすべて記憶からこぼれ落ちる
・宇宙語のような、まったく聞いたこともない外国語のように聞こえる
・言われたことが覚えられない。誰に言っているかわからなくなる
・部分的に音の輪郭がぼやけ、丸く削られた感じに聞こえる

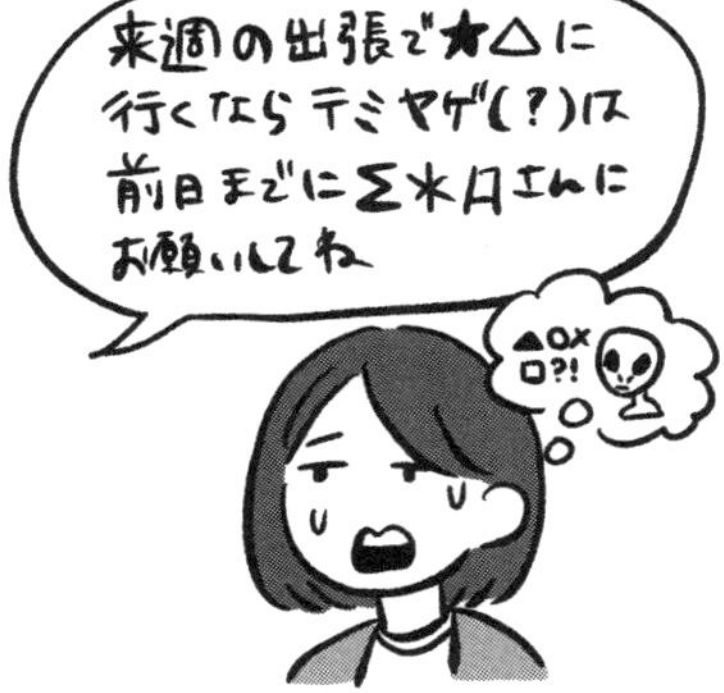
来週の出張で★△に
行くならテミヤゲ(?)は
前日までにΣ氺凡さんに
お願いしてね
▲OX
□?!

CASE④ 母音／子音が認識できず、聞き間違えをよくする

- 母音が同じだと勘違いしやすい。「び」と「り」が同じに聞こえたり、「加藤」が「佐藤」に聞こえたりする
- 大きい音に耳のピントが合わさる感じで「機械室《きかいしつ》」を「控室《ひかえしつ》」に聞き間違える
- 子音や「さ行」、「しゃ・しゅ・しょ」だけ聞こえる
- 「ひ」と「し」が同じに聞こえる

大別した4つの例以外にもこんなこともあります。

- 方言など聞いたことのない言葉だと、まるで聞き取れなくなる。イントネーションが違うだけで言葉として認識できなくなる
- 同音異義語の区別がつかず、会話がこじれる
- 極端に低音の男性が発する声が聞き取れない

このように、ひと口に「聞こえない」といっても、聞こえづらさはさまざまです。

またこれらの状態は外から見えないので、本人はちゃんと聞いているつもりでも、

周囲からは話を聞いてないと思われてしまい、自分はどこかおかしいんじゃないか、聴力に問題があるのではないかと不安になって耳鼻科の門をたたくのです。

しかし検査をしてみると、聴力には問題がない。では、いったい何が原因なのでしょうか？　単純に、人の話に興味のない冷たい人なのでしょうか？

実は、そうではないのです。

話を聞いているつもりなのに、聞き取れない、うまく頭に入ってこない。もしこれを読んでいるあなたにそういったことがあれば、それは「Ｌｉ Ｄ」というものかもしれません。

この本では、ＬｉＤと呼ばれる「聞き取り困難症」の原因と、その当事者たちの知られざる対策方法をご紹介します。

日本で初めての、「読んで、当事者が自分で問題改善できる本」です。

第1章では、Ｌ・ｉＤとはいったいどういうものかをご説明します。
第2章では、Ｌ・ｉＤの原因と、よくある困りごとを。
第3章では、当事者の方の行っている工夫と対策。
そして、第4章では、より困難を減らすためのトレーニングなどをご紹介します。

これまで、そんなつもりはなくても「話を聞いてた?」と人を怒らせてしまい、不安を感じたり、自分に自信を失くしてきたこともあるでしょう。でも、あなたは悪くないのです。

この本を読むことで少しでもその原因を理解し、トラブルや不安を減らすことができればと思います。

第1章

聞き取るってどういうこと？

聞き取りづらい……もしかしてLiDかも？

近年、「人が話していることがわからない、聞こえない」と、私のもとを訪れる人が増えています。目立つのは、20代の女性でしょうか。もちろん男性の方もいらっしゃいますし、年齢は20代に限りません。

そんなみなさんは、次のような困難を訴えるのです。

「電話口で何を言われているのかわからず、何度も話を聞き返してしまう」

「うるさい場所では、人の話を聞き取れない……」

「聞き間違えをしてしまい、笑われたりする」

「複数人の会話だとよくわからず、会話に入っていけない」

そして、みなさん、決まって周囲の人にこんなことを言われます。

「ねぇ、人の話、ちゃんと聞いてる……？」

話に耳を傾け、むしろ聞き逃さないように真剣に話を聞いているのに、話の内容がよく聞き取れない、声は聞こえているけど何を言っているかわからない……。

そんな自分に不安を覚えた人は、「聴力に何か問題があるのかな？」と耳鼻科を訪れます。しかし、聴力検査をしてみると不思議なことに結果は「異常なし」。つまり、聴力に大きな問題はないのです。

聴力に問題はなくても、話の聞き取りがうまくできない。

耳から聞いた話だけでは、記憶や理解が伴わない。

これがＬｉＤ、あるいはＡＰＤと呼ばれるものです。

本書で目指す「話聞いてた？」を解消するために、まずは、なぜそういう現象が起きてしまうのか、第１章で理解をしておきましょう。

潜在的に多く存在しているＬｉＤ／ＡＰＤ

日常の中で聞き取りづらさを感じていた方は、すでにどこかで「ＡＰＤ」という言葉を耳にしたことがあるかもしれません。

ＡＰＤとは聴覚情報処理障害という症状のこと。英語にするとAuditory（聴覚）Processing（情報処理）Disorder（障害）であることから、その頭文字をとり、「ＡＰＤ」という略称で認知されてきました。しかし、海外ではListening（聞き取り）Difficulties（困難）＝「Ｌ·ｉＤ」と呼ばれていることから、国際的な基準に合わせて日本でも「Ｌ·ｉＤ」と呼ぶ流れに変わってきています（Ｌ·ｉＤ／ＡＰＤと両者を併記する形も用いられています）。

ただ、どちらも音として聞こえてはいるものの、言葉として聞き取れない症状は同じです。本書では混乱を避けるため、以降はＬ·ｉＤで統一します。

耳慣れないＬ·ｉＤですが、海外の研究によると該当する人は人口の１％。症状が軽度だと見過ごされているケースも多いのですが、潜在的に症状を抱えている人は**なんと１００人に１人の割合**でいるのではないかといわれています。

昔からいた！　聞き取れない人たち

実は、こうした「聞こえているのに聞こえてない」人の声は、約20年前から私のもとに届いていました。兵庫県立こども病院などで長らく子どもの難聴者に向き合ってきた私は、教育現場で働く先生から「どうやら聞き取りがうまくできない子がいる。声は聞こえているようなのに、言ったことを理解してないようだ」という報告をしばしば耳にしていました。

学校などの健康診断で行われる聴力検査は簡易的なものです。ですが、その際も音はしっかり聞こえている、要は**「聴力に問題がない」ために、医療や教育の現場でも長年見過ごされてきた**実態があります。

また、聞き取りづらさは、個人の性質や環境によって左右されるため、よほど症状が強い場合を除いては、「気のせいだ」「聞く気がない」「本人の注意力や集中力が足りない」などと片付けられがちです。これもＬｉＤの認知が遅れている理由のひとつといえるでしょう。

症状が軽い人ほど、社会に出てから自覚する

ＬｉＤは、研究が進んでいるものの、そのメカニズムや原因については未知の部分が多いです。さらには耳鼻科の専門医であっても診断基準を知らず、診断できる医療機関も限られています。そのため本人に話を聞き取れない自覚があっても、発

見が遅れているケースが少なくありません。

詳しい解説は第2章にゆずりますが、L・iDは脳の特性に深い関わりがあるため、当事者は小さい頃から聞き取りづらさを持ち合わせています。

しかし、症状には個人差があり、ごく軽い人だと本人の自覚もあまりなく、仮に話の内容が理解できなくても、同じ行動が求められる学生時代であれば、聞き取りづらさが取りたてて問題になるシーンはそれほど多くありません。モヤモヤとした気分を抱えながらも、その場をなんとかやり過ごしてきた方は意外と多いのです。

ところが、学生から社会人になり、仕事を任されるようになると、聞き取りづらさを自覚せざるを得ないシーンが増えます。これは、聞き取りができないことでミスをしたり、上司に叱られたりなど困ったことが増えるためです。

どうにかして解決したい……。そんな思いから、当事者のみなさんが耳鼻科の門をたたくようになりました。

ちなみに、病院に訪れる人に20代の女性が多いのは、女性は「おとなしくて控えめ」という社会的な刷り込みも関係しているのでしょう。学生時代は、話があまり聞こえなくても、うなずいていれば積極的に会話に参加しなくても許されるものです。ところが、社会に出るとそうはいかないため、本人自らが症状を強く認識するようになります。

また、近年ニュースやドラマなどでL・iDについて取り上げられる機会が増え、これまで潜在的に悩みを抱えていた人たちが「自分もL・iDかもしれない」と気づき始めた背景もあります。

ずっと聞き取れてない、わけでもない

聴覚に問題がないＬｉＤは、すべての話が聞き取れないわけではありません。先ほど、「聞き取りづらさは、個人の性質や環境によって左右される」とお伝えしましたが、ある状況下になると、途端に聞き取りが悪くなってしまう特徴があります。

ＬｉＤが苦手とするのは、次のような場所やシーンです。

さまざまな音がする騒がしい場所

雑踏の中、車の往来が激しい道路のそば、高架下、電車のホーム。人の会話や物がぶつかり合う音がする店内、ＢＧＭがかかっている場所。コピー機やエアコンの動作音がする職場など。周囲の騒音と人の声が混ざり、会話が聞き取りづらくなります。

複数人が会話をする場所

会議やパーティー会場など、大勢の人が話す場所。仲のいいグループであっても複数人での会話は苦手です。

早口や声が小さい、滑舌がはっきりしない会話

早口、怒っている声、明瞭ではない声は、聞き取りづらく苦手です。人によっては男性の声が、逆に女性の声が苦手など、心理的に聞き取りが難しい音もあります。

マスクや衝立《ついたて》越しなどの会話

声がダイレクトに届きにくい環境では、聞き取りづらくなります。

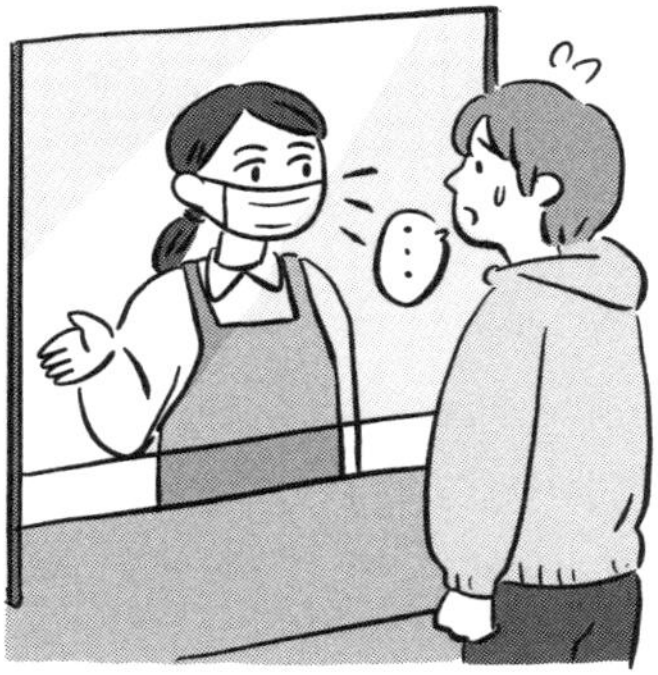

後ろや横など、見えない場所から話しかけられたとき

自分に話しかけられているのかわからないと、聞き取りに支障が出ます。急に声をかけられると、聞くことに意識が向かず、聞き逃してしまいがちです。

PC、電話、テレビ、インカムなど、電子機器を通して聞こえてくる声

電子機器の音は、ダイレクトに耳にする音よりも不明瞭なことが多いため、聞き取りづらくなります。

聞くこと以外の作業をしながら話を聞く場合

話を聞きながらメモをとるなど、聞くこと以外のタスクが増えると、聞き取りがうまくできないことがあります。あるいは聞き取ろうと集中するあまり、途中で疲れてしまう人もいます。

長時間におよぶ会話

耳で聞いただけの情報は、理解や記憶が追い付かなくなることもあります。長い会話は内容を覚えておくことが難しく、最初に聞いた話が抜け落ちてしまうこともしばしばです。

緊張するシーンやストレス下での会話

心理的なストレスから聞き取りが悪くなることもあります。

聞き取り困難なシーンは決まっていない

これらは聞き取りづらさを感じる一例です。どんなときに聞き取りができなくなるかは個人差があり、すべての状況で聞き取りが困難になるわけではありません。

ただＬｉＤの多くの人に共通しているのが、**「騒がしい場所」や「複数の人で会話をするとき」は聞き取りがうまくできない**ということです。

また、症状の程度に差があり、騒がしい場所や複数人との会話であっても、滑舌がはっきりしていて声が比較的大きく、自分に向かって話しているのがわかりやすい人の話は、問題なく聞き取れる人も多いです。家族や友人など気の置けない相手との会話は、多少聞き取りづらい言葉があっても前後の内容や相手のクセなどから内容を推測できるため、スムーズに会話ができる人もいます。

このように一概にいえないのも、ＬｉＤの特徴です。

「聞こえる力」と「聞き取る力」は、実は別物！

話を聞き取るには、「耳」だけではなく、「脳」の力も大きく関与します。「聞こえる力」と「聞き取る力」は同じ意味に見えますが、実は大きな違いがあるのです。これは、聴力のメカニズムを知ると理解が深まります。簡単に説明しましょう。

ステップ1　音は耳で集められ、さらにその奥の内耳に伝わる

音は、振動によって発生する目に見えない波（音波）のことです。空気などによって、その波を伝えます。ひとくちに音と言っても、大きさや高さ、音色などはさまざまで、特に大きさや高さは聞こえに関係します。

空気の振動によって伝わった音は、私たちがいわゆる「耳」と呼んでいる部分によってパラボラアンテナのごとく集められ、耳の穴から耳の中に入ります。そして

鼓膜に到達すると、そこにある小さな骨によって音は増幅されます。

増幅された音の振動は、さらに奥にある「蝸牛《かぎゅう》」という部分に伝わります。この蝸牛とはカタツムリのように渦を巻く、らせん状の器官。内部は液体で満たされており、音をキャッチする細胞がみっちりと並んでいます。ここで音は音の振動から電気信号に変換されるのです。

ステップ2　内耳に伝わった音は電気信号に変換。その信号が脳に届く

こうして電気信号に変換された音は、神経を伝わり、脳の深部にある脳幹などを経て、側頭部あたりにある脳の「聴覚野」に到達。音として処理されます。

また、こうして届いた音は、「音」から「言語」になるように情報処理されます。音声情報は脳内に届いたときは「音」でしかないのですが、これまでに脳に蓄積されてきたさまざまな情報と照合されて、初めて「言葉」として認識することができるのです。

このように耳の聴覚神経のネットワークはとても複雑です。

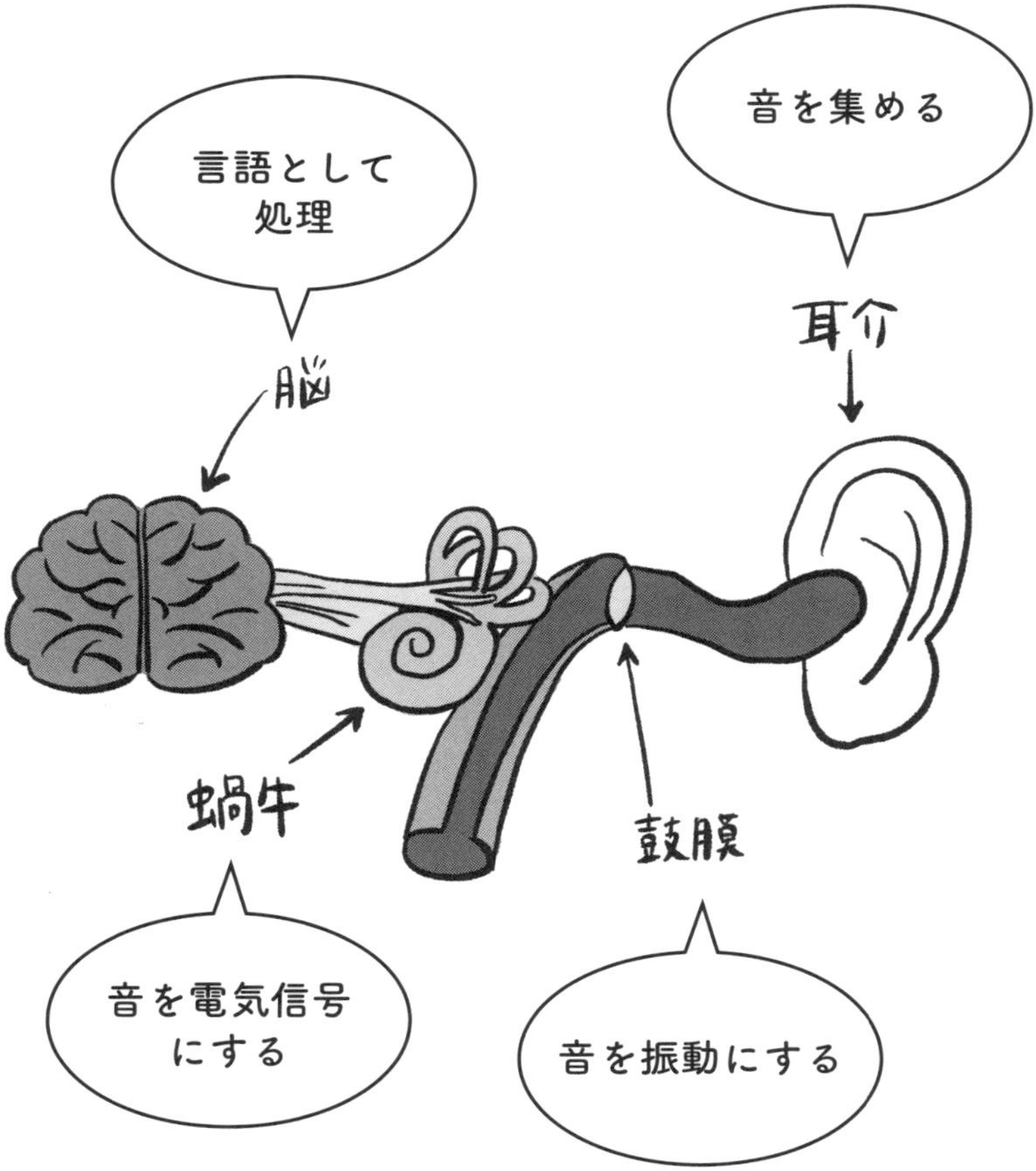
音を集める
耳介
言語として
処理
脳
蝸牛
音を電気信号
にする
鼓膜
音を振動にする

脳の力で、音はほどよく処理され、言葉になる

私たちは普段たくさんの音にさらされています。たくさんの音をすべて同等に耳が拾っていたらどうでしょう？　頭の中は音でいっぱいになってしまいますよね。その調整をしてくれるのが聴覚野です。聴覚野はすぐれた処理能力で、音の大きさ、音色、音が聞こえてくる方向などを瞬時に判断します。

ガヤガヤしたパーティー会場でも、どんなにうるさい場所でも、自分が興味のある言葉なら無意識のうちに聞き取れる現象のことを「カクテルパーティー効果」といいますが、注意力を働かせ、聞きたい声だけを選び取るのも、脳の聴覚野が得意とするところです。

さらに言語を理解する処理をしてくれる「ウェルニッケ野」に代表されるような脳の働きによって、言葉は理解できます。外国に行って知らない言語を耳にしても、まったく理解できないのは、言葉の知識が足りないからです。音は意味や記憶と結びついてこそ、初めて言葉として理解できるのです。

つまり、話を理解するには、ただ音が「聞こえる」だけではなく、脳の力を働かせる「聞き取る」力が必要なのです。

聴力には問題ないの？

Ｌ・ｉ・Ｄの聞き取りが難しくなる状況を聞いて「あれ？　これ、難聴と同じ症状ではないの？　どこが違うの？」と思った人もいるのではないでしょうか。

難聴の方も、聞き直しや聞き間違いが多く、雑音のある場所では話をうまく聞き取れない症状は同じです。

「相手の話が聞きづらい」ことに変わりはないのですが、Ｌ・ｉ・Ｄが難聴者と大きく違う点が、一般的な聴力検査（純音聴力検査）をしても「異常がない」ということ。少し雑な言い方ですが、**「聞こえが悪い＝難聴」で、「聞き取りが悪い＝Ｌ・ｉ・Ｄ」**です。

Ｌ・ｉ・Ｄは、耳の機能は失われておらず、耳から入った音を脳で処理する段階で何かしら問題が生じ、言葉の理解が難しくなると考えられています。

Ｌ・ｉ・Ｄの実情を知るために行われた「近畿Ｌ・ｉ・Ｄ／ＡＰＤ当事者会」によるアンケート調査でも、聴力の問題を指摘された人は14％のみと、大変少ないのです。

今まで聴力検査や健康診断で
難聴や聴力の低下を指摘されたことはありますか？

（回答数93件）

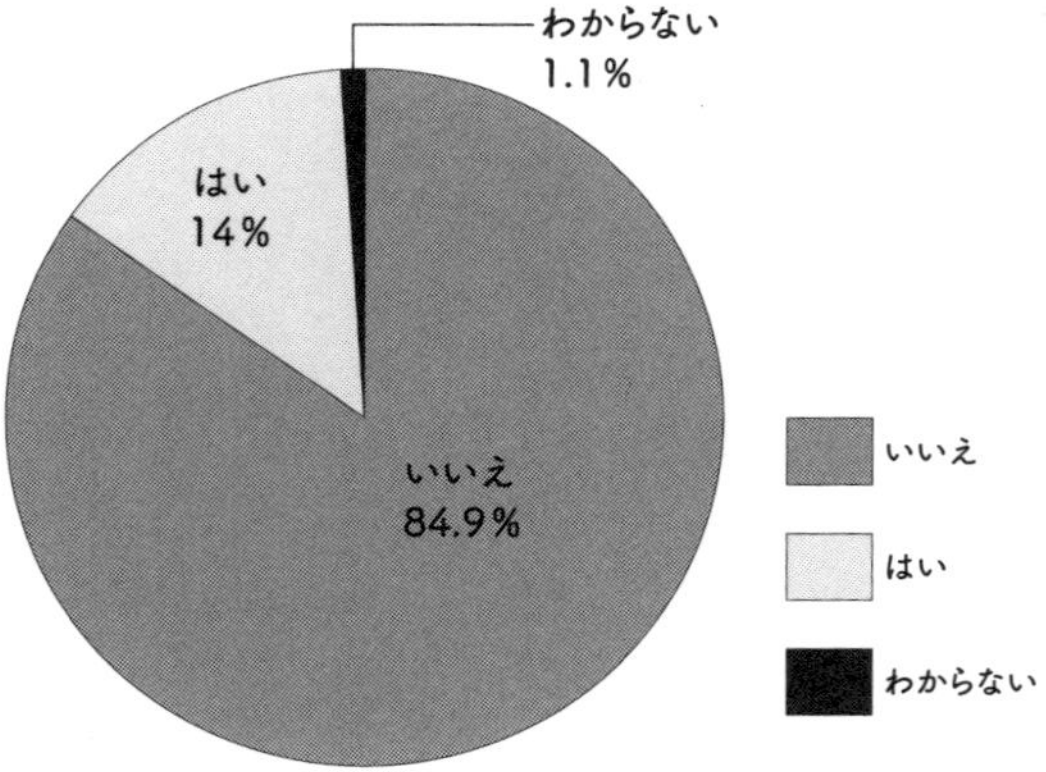

Ｌ・ｉ・Ｄは、難聴とは切り離して考える

Ｌ・ｉ・Ｄの人のうち約85％は、聴力低下の指摘を受けていません。それどころか、一定レベルの音域以上がよく聞こえているケースもあるくらいです。

もちろんこれには個人差があり、一般的に加齢で聴力は衰えるため40代以降から人の聴力は低下する傾向があります。しかし、これらを含めても「難聴」とはいえないのがＬ・ｉ・Ｄの大きな特徴です。

Ｌ・ｉ・Ｄの中で聴力の低下を指摘された方は、加齢等により難聴が進んだ「感音性難聴」を併発しているケースがほとんどだと考えられます。

Ｌ・ｉ・Ｄと診断されている人の中の一部には、わずかながら聴力に問題がある方も存在しているのも事実です。ただし、難聴に関してはＬ・ｉ・Ｄとは分けて考える必要があります（なおヘッドホン難聴などによる聴力低下によりＬ・ｉ・Ｄの発見が遅れるケースもあります。これについては112ページのコラムを参照してください）。

Ｌ・ｉ・Ｄと難聴は、それぞれ聞こえの悪さが同じように起こるため混同しそうになりますが、それぞれは原因が違うため対策も異なるのです。

LiDと難聴の状況別違い

音の情報・状況	LiD	難聴※
聴力	問題なし ○	問題あり △
雑音下の会話	聞き取りづらい △	聞き取りづらい △
複数人での会話	聞き取りづらい △	聞き取りづらい △
カクテルパーティー効果 (パーティー会場のような人混みで自分の名前だけ聞こえる効果)	聞き取りづらい △	聞き取りづらい △
早口の会話	聞き取りづらい △	聞き取りづらい △
マスクや衝立越しの声	聞き取りづらい △	聞き取りづらい △
電話やPCの機器から流れる声	聞き取りづらい △	大きさによって 聞き取りづらい △
小さな声	静かな場所なら 聞こえる ○	聞き取りづらい △
2人での会話	静かな場所なら 聞こえる（人による） ○	大きさによって 聞き取りづらい △
長い会話	長くなるほどわから なくなる人もいる △	程度による △
補聴器の効果（音を上げる）	聞こえの改善には 影響しない ×	場合によっては うるさくなりすぎる こともあるが、 聞き取りはよくなる ○

※感音性難聴の場合。一部例外あり

L・iDの4つの要因

聞き取りが難しいL・iDの背景要因は、主に4つあります。「発達機能の凸凹（偏り）」、「心理的な問題」、「精神疾患（双極性障害、統合失調症など）」、「脳損傷」です。

このうち全体の約60%を占めているのが「発達機能の凸凹（偏り）」です。次いで「心理的な問題」がある場合が多いのですが、「心理的な問題」は併発していることもあり、割合は割愛します。本書では、L・iDの多くの方が抱えている要因を対象にするため、「精神疾患（双極性障害、統合失調症など）」、「脳損傷」についての記述は省略します。「精神疾患」「脳損傷」が疑われる場合は、専門医で診察を受けるなどの形で、サポートを受けるようにしてください。

さて、聞き取りに影響する発達機能の凸凹は、以下の5つに分類されます。

注意力・集中力

脳は耳に入ってきた大量の音を、いくつかの注意力と集中力を働かせながら、処理します。聞き取りにはこの力が必要です。

語彙《ごい》力

語彙力とは、基本的な言葉の知識のことです。外国に行って知らない言語を聞いても聞き取れないように、言葉の意味を理解しなければ、正しく聞き取ることが難しくなります。また、聴覚情報を言語として判断するのも語彙力が助けます。

ワーキングメモリ（作業記憶）

作業記憶ともいわれる、一時的に情報を保管して処理する能力のことです。主に脳の司令塔とも呼ばれる前頭前野がその働きを担います。ワーキングメモリは、聴覚情報を一時的に脳にとどめ、ほかの情報と関連付けながら不要な情報を消し、必要な情報だけを残す、取捨選択を瞬時に行っています。ワーキングメモリが働いてこそ、相手の言葉を理解しながら、会話のキャッチボールができるのです。

推測力

すべての会話が聞き取れなくても、前後の文脈で私たちは会話を理解することがあります。この聞き取れない部分を補うのが推測力です。

覚醒水準

「注意力・集中力」「語彙力」「ワーキングメモリ」「推測力」の4つの力が、聞き取る力を左右しますが、これら4つの聞き取る力の前提として「覚醒水準」があります。つまり、脳がぼんやりした状態ではなく、覚醒した状態できちんと働いてこそ、私たちは話を「聞き取る」ことができるのです。

これら5つが聞き取りを左右する力です。中でも重要なのが「注意力・集中力」と「ワーキングメモリ」です。これについては第2章でも解説します。

ＬｉＤの人たちが聞いている世界

聞き取り困難な状況を細かくみていくと、聞こえづらさの感じ方は人によって異なるようです。また、1つの症状に限定されず重複して起こることもあります。その逆に、静かな場所や一対一での会話、明瞭に話す人の声は問題なく聞き取れる場合も多いです。

ＬｉＤの人たちはどのように音が聞こえているのでしょうか？　疑似体験してもらうことで理解が深まると思います。次のＱＲコードをスマホなどで読み取って、動画を見てみましょう。ＵＲＬは巻末の参考文献に載せています。

聞き取りに問題がない場合から、雑音が大きすぎて話が入ってこない場合、周囲の音に気を取られてしまう場合など、よくある困ったシチュエーションを再現しています。

聞こえすぎて混乱する聴覚過敏の人も

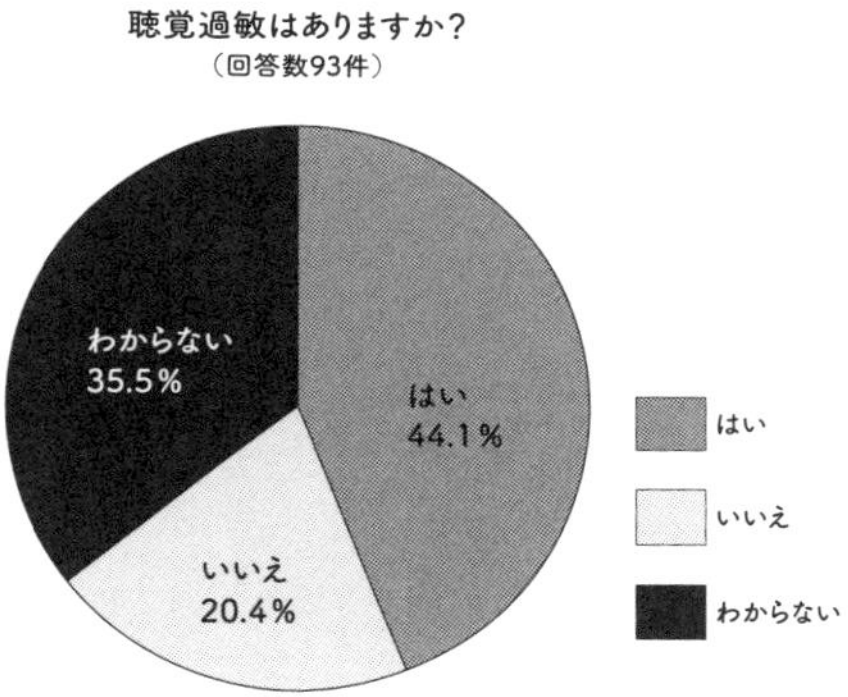

ＬｉＤの人の中には、聴覚過敏を持ち合わせる人もいます。アンケート調査でも、半数近くの人が聴覚過敏に悩まされているようです。

聴覚過敏とは文字通り、周囲の音に対して過敏に聴覚が反応してしまうこと。不快感やストレスにつながり、これも聞こえづらさを助長します。

聞き取る力に関係する脳の働きは、外から入ってくる音をすべて聞き取るのではなく、必要に応じて聞きたい音と、そうでない音を取捨選択しています。

ところが聴覚過敏があると、音を必要以上に拾ってしまうので、本来聞き取りたい音が聞こえづらくなるのです。

L・iDの聴覚過敏の原因は？

聴覚過敏は、突発性難聴や内耳に問題があるメニエール病など難聴をもつ人に比較的多い症状です。一方で、聴力に問題がないとされるL・iDの中にも少なくありません。とくにASD（自閉スペクトラム症）傾向がある方によくみられる症状です（ASDについては第2章で解説しています）。

どちらも周囲の音を煩わしく感じる聴覚過敏ですが、L・iDの原因は、突発性難聴やメニエール病とは異なります。

突発性難聴やメニエール病の場合は、内耳の問題により低下した聴力を補おうと、脳が音に対する感受性を最大限に高めて敏感になってしまうのが主な原因。L・iDの場合は、何らかの原因で脳の音声の入力がうまくコントロールできないことで起こります。

脳が必要以上に音を聞き取ろうと感受性を高めてしまうと、雑音も全部拾ってしまうため、すべての音が大きく聞こえて耳障りに感じてしまいます。また、特定の音が苦手、甲高い音が苦手など、人によって過敏に反応する音は異なることもあります。

聴覚過敏の対策については、第3章で詳しくお伝えします。

3つ以上当てはまったら要注意！簡単問診票

聞き取りに不安があったら、簡単問診票で確認してみましょう。

次のページにあるのは、私が作成した誰でもできる簡単問診票です。質問のうち、3つ以上当てはまったら、L・iDを疑ってもいいかもしれません。

本来であれば、診断基準として、国際医療福祉大学の小渕千絵教授が開発した「聞こえにくさのチェックシート」、もしくは15歳未満の場合は小川征利先生らが作成した「きこえの困難さ検出用チェックリスト」を使うことが多いです。こちらはやや長いので、さらに気になる方はやってみるといいでしょう。この2つはいずれも巻末につけていますので、気になる方はぜひトライしてみてください。

医療機関で行う、L・iDの標準的な診断については次からの項目で紹介します。

簡単問診票

□	健康診断の聴力検査や、病院の検査では『異常なし』なのに、聞こえにくい気がする
□	周りの人と比べて、自分は聞き返すことが多い気がする
□	早口な人や、声の高い人や、声の低い人など、特定の人と会話する時に、聞こえにくい気がする
□	複数人での会話が苦手で、1対1で会話する方がやりやすい気がする
□	意地悪しているつもりはないのに、『無視しないで』とか『話をそらさないで』と言われることがある
□	周囲の雑音や声や様子など、色々なことが気になってそわそわしてしまい、会話に集中できないことがある
□	仕事や勉強や作業や遊びなどに集中していると、呼ばれていることに気づかない時がある
□	話を聞きながらメモをとる、ということが難しく、話を聞くときはメモはとらず、聞くことだけに集中している
□	馴染みのない単語や、自己紹介や電話口の人の名前がうまく聞き取れない
□	誰かの話を聞いているときに集中力が続かなくて、なぜかぼんやりしてしまったり、気づいたときには話題が変わっていることがある
□	会話をした数分後や数時間後に、ふと、会話時に聞こえなかった言葉や、相手の言いたかったことがはっきりわかることがある
□	会話をしている時、せっかく話題に乗ろうとしても相手の反応がいまいちだったり、『空気が読めてない』と言われることがある
□	頼まれた用事があるのに、別のことをしているうちに忘れてしまったり、思い出せないことがある
□	聞いている最中は確かにわかっているのに、あとで何を言っていたのかわからなくなったり、思い出せなくなったりすることがある
□	寝不足やストレスで身体や心が疲れている気がする
□	引越し、進学、転職、部署異動など、環境が変わってから聞こえにくくなった気がする

※著者作成

L・iD診断までのざっくりロードマップ

L・iDを疑ったら、必ず行ってほしい検査が聴力検査です。前述したようにL・iDには、「聴力検査をしても異常は認められない」「音として聞こえているのに、言葉として聞き取れない」という2つの特徴があります。そのため音そのものが聞こえづらい難聴とは分けて考える必要があるのです。

残念なことに、耳鼻科医でもL・iDについて知らない人も多く、検査を受けられるクリニックの数は限られています。しかし、聴力検査であれば、身近なクリニックでも受けられるため、「L・iDかな?」と疑うのであれば、手始めに聴力検査を受けることをおすすめします。多くの耳鼻科でカジュアルに受けられる聴力検査を、「純音聴力検査」というので、そう伝えると早いでしょう。

もし、一定の聴力が保たれていれば、聞き取りづらさの原因をさまざまな角度から検証する必要があります。

LiD診断までの流れ

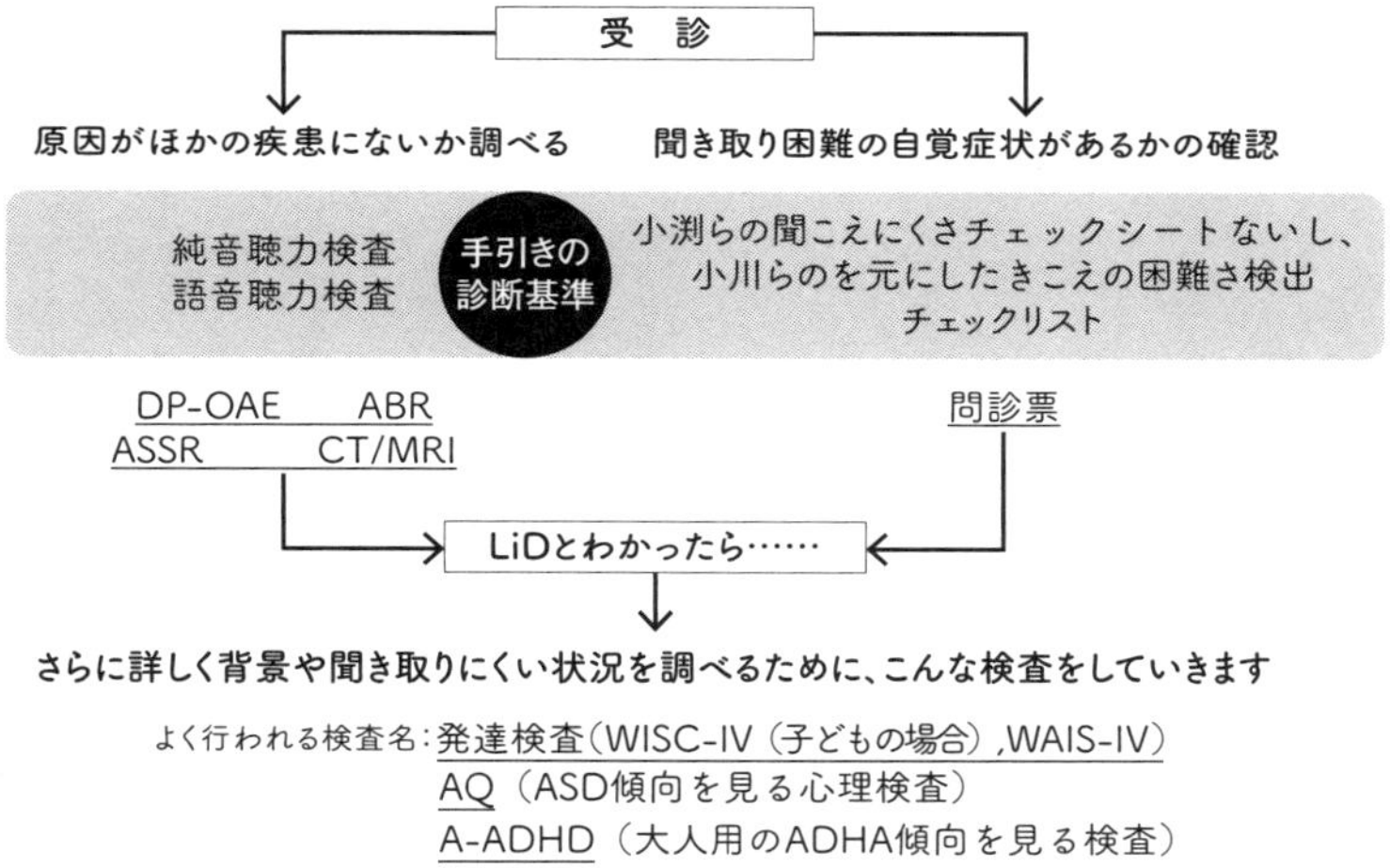

診断の手引き

LiDの診断は、上の図のような手順で進んでいきます。この手引きは私のつくった最新のものになりますが、まだすべての耳鼻科に認知していただいてるものではありません。

ですので、もし「LiDかも?」と思ったら、この手引きも一緒に病院へもっていっていただくことをおすすめします。

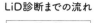

聴力検査の順番

聴力検査は、次のような順序で進むことが多いです。耳鼻科に行って簡単な聴力検査だけ行われた場合でも、見落としがあるかもしれません。こういったステップで検査が進むと知っておくと安心です。

最初に必ず行うのは、２つの聴力検査です。

（１）純音聴力検査

耳鼻科で行われる一般的な聴力検査です。専用のヘッドホンをつけ、周波数（音の高さ／Hz：ヘルツ）が異なる音の聞こえを調べます。それぞれ聞こえるもっとも小さい音（dB：デシベル）で聴力レベルを判断します。正常聴力は25dB未満です。

（２）語音聴力検査（語音明瞭度検査）

言葉の聞き取りを調べる検査です。専用のヘッドホンから流れてくる「あ」「い」「１」などの短い言葉を、音量を変えながら確認し、正しく聞き取れるかを判断します。

このほかにも聴力検査は数多くあります。ほかの疾患がないか調べるため、イヤホンをつけて内耳から放射される音を測定し、内耳の機能を診る「DP－OAE」、音を聞いたときの脳波の反応を診る「ABR」「ASSR」で詳しく検査することもあります。そのほかに脳の状態を「CT／MRI」調べることもあります。

これらの検査で聴力に大きな問題がないことがわかったら、発達検査や、検査できるところは限られていますが、聴覚情報処理検査（APT）を受けるのが、理想的な診療の流れです。

とはいえ、そこまでの検査は負担に感じる方も多いでしょう。まずは巻末の問診票にトライしていただいたり、50ページの音声を聞いてみたりして、不安に思ったら近くの耳鼻科で相談してみてください。

耳鼻科医が教える
早めに診断した方がいい理由

　ＬｉＤであるかどうかを診断するためには、専門的な医療機関で検査が必要になります。

　診断できる医療機関が少ないのが現状ですが、診断は早ければ早いほどベターです。診断を受けることで、具体的な対策をとり入れることができるため、聞き取れない状況になっても焦らず、前向きになれます。

　ＬｉＤの方たちの多くは、聞き取りが悪い理由がわかったことで、気持ちが楽になり、自分の置かれた状況に冷静に善処できるようになったと言います。

　聞き取りづらい状況を把握しておけば、例えば人混みや雑音がする場所での会話は避ける、相手になるべくゆっくり大きな声で話してもらったりするなど周囲に理解と対策を求めることで、聞き取る力は高まります。

　また、会話が難しい場所では文字変換アプリにサポートしてもらう、お願いごとはLINEやメールにしてもらうなどの判断ができます。焦らずに落ち着いた心理状態をつくることは、聞き取る力を助けるうえでも大切なことです。

このように自分の聞き取りづらさの自覚は、適切な対応を促し、聞き取る力を左右するのです。

逆に原因もわからず放置していると、「どうして自分は聞こえないんだ」とストレスを感じるだけでなく、「自分は何をやってもダメだ……」と自己肯定感を下げることにもなりかねません。

さらに加齢が重なって聴力機能そのものが低下した場合、聞き取りづらさが加速し、LiDとの区別がつきにくくなります。周囲と円滑なコミュニケーションをとり、生活の質（QOL）そのものを上げ、自分自身が生きやすくなるためにも、またLiDの症状を悪化させないためにも、できるだけ早めの診断が望まれます。

なお「近畿LiD／APD当事者会」のアンケートによれば、LiDの症状は自己肯定感を下げる要因だけれど、診断を受けた後は、自分の特性としてとらえ、前向きに処理できるようになったことから、自己肯定感が上がったという声も多数聞かれました。

LiDの放置が認知症のリスクを上げてしまう？

Ｌ・ｉＤの早めの診断は、今後の生活にも大きく関わります。懸念したいのが認知症です。認知症のリスク因子のひとつに難聴があります。

Ｌ・ｉＤの特徴として、聴力機能は特に問題ないことがあげられますが、難聴もＬｉＤも聞き取りづらい点でいえば同じです。難聴の方の認知症リスクが高いのは聞いたことがある人もいるかもしれません。ですから**Ｌ・ｉＤの症状の放置は、認知症のリスクが上がる可能性がないとは言い切れません。**

聞き取りづらさを抱えている人は、これまで他人とのコミュニケーションがスムーズにとれなかった経験をしていることも多いです。

聞き取りが悪いため自分だけ仲間の話に入れない疎外感。

声は聞こえているのに話を理解できないいら立ち、話が聞こえないことによるストレス。

相手に何度も話を聞き返してしまう不甲斐なさ。

仕事の指示をうまく聞き取れないばかりに叱責されてしまう恐怖感……。

それにより、他人との関わりを避けてきた人も少なくありません。

「無駄な軋轢《あつれき》を生みたくないから」と、他人との関わりを避ければ社会的孤立にもつながる危険性もあります。

間接的ではありますが、社会的孤立は認知症のリスク因子のひとつといわれています。Ｌ・ｉＤと認知症を直接紐づける研究は今のところありませんが、まったく関係がない、と言い切ることもできません。

今後をよりよく生きるためにも、気になる症状があるなら放置せず、前向きに対処していきましょう。

対策は山ほどある

ＬｉＤは進行性のある病気ではなく、ひとつの特性／個性です。けれども、ＬｉＤに対する世間の認知は十分ではありません。ただでさえ他人からわかりづらい症状のため理解されず、支援の手が遅れているのが現状です。それはとても残念なことだと思います。

しかし、現在では簡単に取り入れられる有効な対処法もたくさんあり、それを知ることは、今後の人生にきっとプラスになるはずです。

詳しい対処法については本書の第３章、第４章でも解説します。

COLUMN

子どもがLiDかも？　と思ったら

LiDの症状は、生まれつきの脳の特性に起因するため、子どもの頃から見られます。しかし、症状が軽度な場合は見過ごされるケースがほとんどです。

脳や体の機能が成長途中である子どもは「聞き取る力」が十分ではありません。そのため、気になる症状があっても、必ずしもLiDであるとは限りません。8歳～思春期の子どもの場合、心因的な影響で聞き取る力が低下する「機能性難聴（心因性難聴）」も多いです。

ただ、子どもは本人が聞き取れてない自覚がないこと。また、聴力検査で異常を示さないので、LiDの発見は遅れがちです。

小学生になっても「うちの子、話、聞いているのかな？」と心配になるほど目立つ症状があれば、専門家に相談をするなど、適切な対応を始めていきましょう。

なお、子どもの発達を調べる「WISC（ウィスク）」は、言葉の理解が進んだ5歳から、児童精神科、児童相談所等で受けることができます。

子どものL・iDに気づくチェックテスト

「WISC」とは別に、聴覚研究者・フィッシャーが作成した、児童（7〜13歳）の様子を教師がチェックするリストもあります。お子さんがL・iDかもしれないと思う方は、こちらを調べてご確認いただくのもよいでしょう。ただしフィッシャーの作成したチェックリストは難聴のチェックも混じっているので、自己判断はせず、あくまで参考としていただくのがよいかもしれません。

親が気づくきっかけになる「舌足らず」

音をつくる器官（唇や口腔内、聴覚）の構造や動きに問題があり、うまく発音できないことを「構音障害」といいます。子どもは舌足らずでしゃべりますが、これは構音障害のひとつ。口の動きや聴覚が未熟だとSがTに変換されやすく「さ（SA）」↓「た（TA）」になるため「さい↓たい」、「ハサミ↓ハタミ」などの発音になることがあります。

舌足らずのような構音障害は、訓練、および成長や経験により次第に治ってくるのが一般的です。もし、小学校2～3年生になっても舌足らずの場合は、ほかの原因が考えられるかもしれません。

発音の問題が聞こえの問題にどこまで関与しているか、見極めは非常に難しいのですが、子どもに関してはL・iDの可能性を含めて注意深く観察するようにしましょう。

子どもと保護者の視点との乖離《かいり》

低学年の子どもは、自分の聞き取り能力に対して疑問をもちません。そこで、いつ頃から子どもの聞こえの自覚が芽生えるのか、小学生～中学生の幅広い年代の子とその親に、聞こえにくさについて調査をしてみました。

調査の結果、子どもは学年が上がるにつれ聞こえにくさの自覚が増し、逆に親は減る、という乖離が見られました。これは、思春期以降は子どもの自我が目覚めること、親は子と一緒の時間が減るのが理由のようです。

聞こえの困難さの生徒と保護者の認識の違い

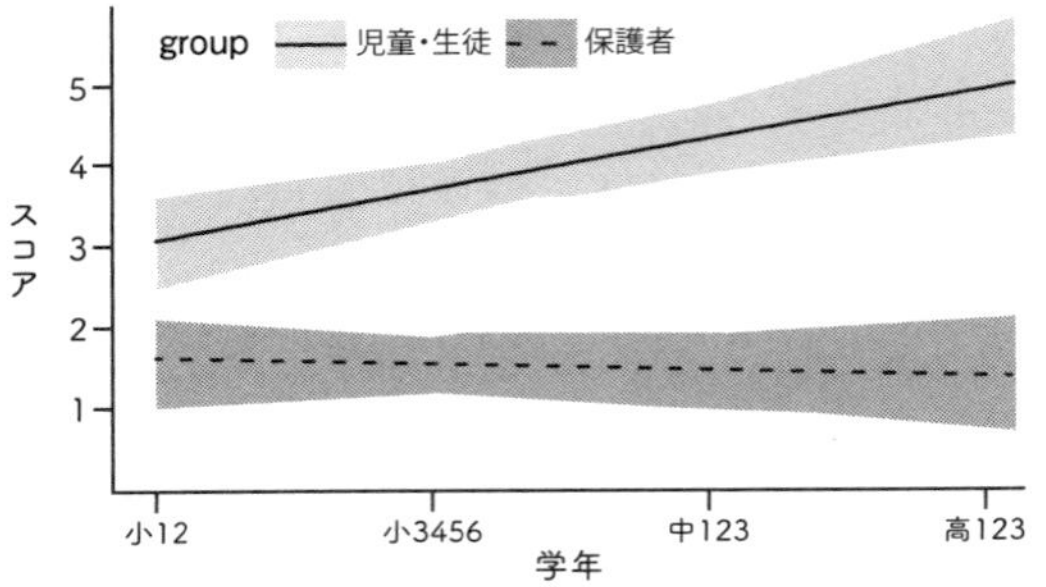

	傾き〔/1単位〕	95%信頼区間	p value	p for interaction
児童・生徒	0.65	0.3 to 1.00	<0.001	<0.001
保護者	-0.07	-0.41 to 0.28	0.702	

有効な回答を紐解いてみると、子どもの26・5%が聞こえにくさを訴えていました。しかし、高学年になるほど子どもが聞こえづらさを訴えても、親は子どもの聞こえについて「子どもが思い悩むほどひどいものだと自覚していなかった」と考えることもわかっています。子どもが聞こえにくいと訴える場合は、親は大げさだと思わず、困りごとについて具体的に話を聞くなど、子どもの声に耳を傾けてあげましょう。

第2章

「聞き取る力」が低くなってしまう5つの理由

「聞き取る」力に必要な5つの脳の仕事

大まかに言うと、「聞く力」は耳、「聞き取る力」を担うのは脳の仕事です。音として入ってきた聴覚情報は、第1章で述べたように内耳にある蝸牛《かぎゅう》で電気信号に変換され、脳に伝わります。しかし、情報をキャッチする脳の働きが足りないと聞き取る力が弱くなります。すなわち、耳から伝わった聴覚情報は脳で適切に処理されてこそ、言葉として理解できるのです。

聞き取るときに必要とされる脳の働きは、大きく5つ。どれか1つ不足してしまうと、聞き取る力が落ちてしまいます。

仮に聞き取る力が弱い場合は、どの要素が弱いかを見極め、それを補うにはどうしたらいいか対策を考えることが重要です。

聞き取りに必要な要素

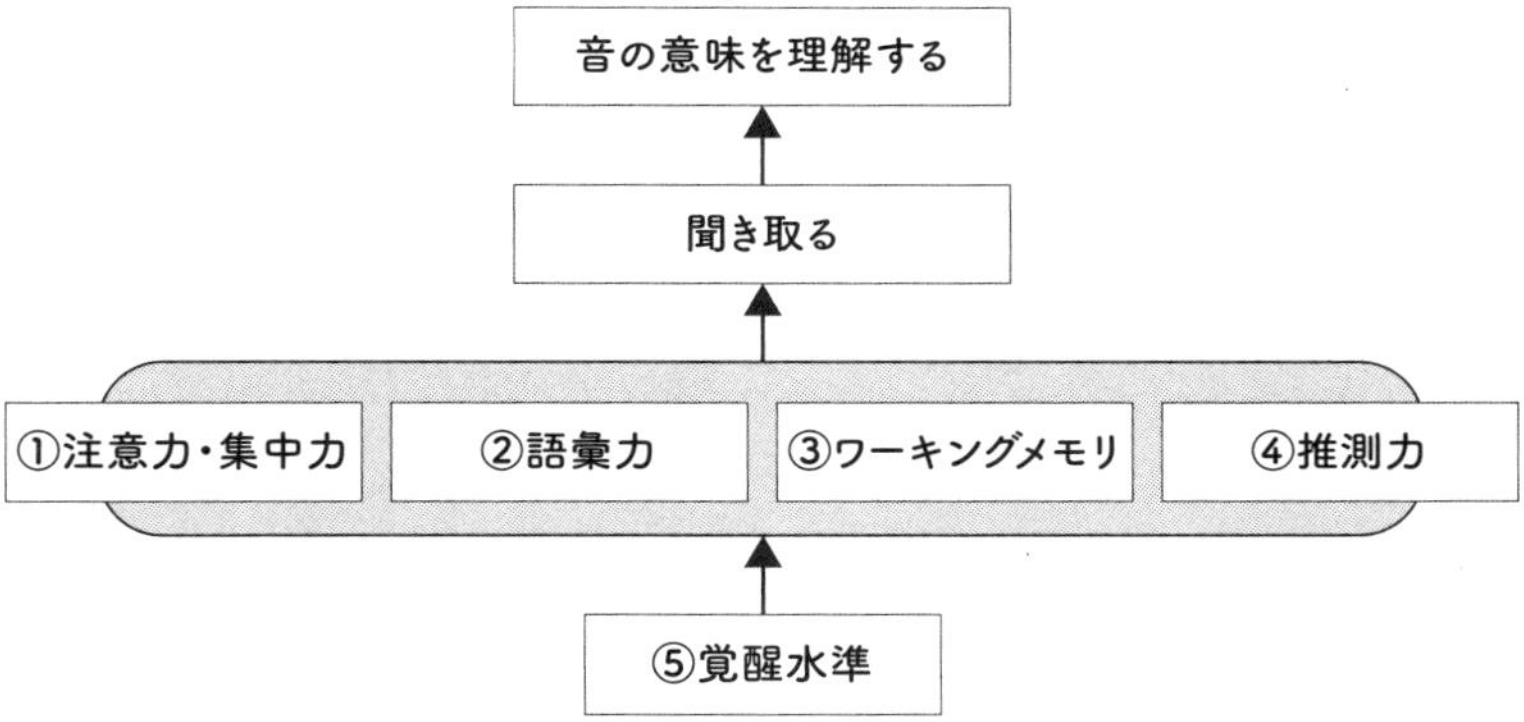

①注意力・集中力　聞き取ろうと注意を向ける力

私たちの耳には、常にたくさんの音が流れ込んできます。聞こうとしなくても、人の声、機械音、環境音など、さまざまな音が耳に飛び込んでくるものです。しかし、その音をまともに全部受け入れていたら、脳はたくさんの音の情報であふれかえってしまいます。脳は情報でいっぱいにならないように、注意を向けた音だけを選び、言葉として認識しようとするのです。

誰でも、何かの作業に夢中になっているときに人に話しかけられても気がつかなかったり、本を読んだり考えごとをしている最中は、人の声や周囲の音が聞こえなくなったりする経験があると思います。

何かの作業をしながらだと、話を聞くことがおろそかになるように、人の話を聞いて理解するためには、「話を聞く」という注意力や集中力が必要になります。

特に耳からの情報は、見直せる視覚情報と異なり、録音をしない限り聞き直せません。流れゆく会話の中で相手の話を聞き取るには、より高い集中力が必要なのです。逆に注意力や集中力が働けば、音がたくさんあふれている環境でも、脳は大量の音の情報の中から必要なものを取捨選択し、聞き取ってくれるのです。

なお、注意力は4つに分類されます。

注意力①：複数の音が発生したときでも、特定の音を聞き分ける能力。雑音下で音を聞き取るときには、この注意力が必要になります。専門的な用語でいうと「**選択的注意**」といいます。

注意力②：注意を集中し、その状態を持続させる力のこと。つまり集中力。例えば、勉強を長時間続けたり、興味がある作業に集中していつまでもやり続けたりする力のことです。この力があると長い話をずっと聞き続けられます。専門的な用語でいうと「**持続的注意**」といいます。

注意力③：同時にいくつかのことに注意を向ける力のこと。複数で話すとき、全員に気を配る際に必要な注意力です。専門的な用語でいうと「**分配的注意**」といいます。

注意力④：注意を向けているときにほかのことに気がつき、注意の矛先を切り替える力のこと。この力があると、ほかの作業中でも名前を呼ばれたら気がつく、デスクワーク中に電話が来たことに気づくことができます。専門的な用語でいうと「**注意の転換**」といいます。

この4つの注意力のうち、すべてが低い人もいれば、どれかだけが低い人もいますし、組み合わせは人それぞれです。もし、自分の注意力の低さを感じていらっしゃるなら、このうちのどれが自分にとって苦手な注意力かを考えてみてもいいかもしれません。

②語彙力《ごいりょく》 言葉の意味を理解し、使いこなす力

語彙力とは、基本的な言葉の知識のことです。

外国に行って知らない言語を聞いても聞き取れないように、言葉の意味を理解しなければ、正しく聞き取ることが難しくなります。外国語でなく、日本語であっても知らない言葉であれば同様です。

また、同じ読み方をするけれど意味が異なる言葉を、同音異義語といいます。例えば、「せいかく＝性格／正確」や「きこう＝機構／気候／紀行」などのような言葉

です。これらの同音異義語は、単語を音で聞いただけでは、どの漢字が当てはまるのかわかりません。**耳にした言葉がどの漢字と合致し、どんな意味を持つか、瞬時に判断するのが語彙力です。**

また後述しますが、語彙力だけでなく前後の文脈から推測する力も、聞き取る力を左右します。

③ワーキングメモリ（作業記憶）情報を記憶し、整理する力

ワーキングメモリは、作業記憶ともいわれる、一時的に情報を保管して処理する能力のことです。「記憶」とついていますが、昔をなつかしむ思い出など、長くとどめておく「長期記憶」とは異なるもので、主に脳の司令塔と呼ばれる前頭前野がその働きを担います。

ワーキングメモリは、人によって容量が異なり、また一時的に記憶を保持しながらほかの情報を処理するため、ＰＣのメモリに例えるとわかりやすいかもしれません。

ＰＣでは音楽を流したり、ファイルに文字を起こしたり、過去の情報を引き出したりするなど、さまざまな作業を同時に行えます。メモリが十分にあるＰＣである

ほど、その作業が得意です。

しかし、逆にメモリが少ないと途端に作業動作が遅くなり、ときにはフリーズしてしまいます。また、それらの情報を保持する力は一時的。作業中の情報は保存しないと、PCの電源を落とすと同時に記録は失われてしまいます。

私たちの脳で働くワーキングメモリもこれと同じようなものです。

耳から入ってきた聴覚情報（会話）を頭の中で一時的に記憶（仮置き）しながら、脳にインプットされているほかの情報を引き出し、それらと関連づけることで会話を成立させます。

それと同時に、膨大な聴覚情報の中から必要な情報を残し（記憶する）、不要なものを消す（忘れる）整理を瞬時に行っています。

聴覚情報が頼りの会話では、ワーキングメモリも大忙しです。会話のキャッチボールをスムーズに行うには、一時的に情報を記憶することも、その情報を処理することもスピードを要します。そのため、情報量の多い長い会話ほどワーキングメモリがいっぱいになりやすいのです。

④推測力　会話の流れを想像する力

すべての会話が聞き取れなくても、前後の文脈で私たちは会話を理解することがあります。この聞き取れない部分を補うのが推測力です。

例えば、コンビニに行って「〇〇し、いりますか？」と聞かれたとします。すべてが聞こえなくても、私たちは経験や過去の記憶により「お箸、いりますか？」と判断できるわけです。この推測力を助けるには前述した語彙力も必要となります。

⑤覚醒水準　脳の働きを最大限引き出す力

「注意力・集中力」「語彙力」「ワーキングメモリ」「推測力」以上の4つの力が、聞き取る力を左右しますが、これら4つの聞き取る力の前提として「覚醒水準」があります。

覚醒水準とは、簡単にいえば脳がシャキッと起きた状態を指します。脳がぼんやりした状態ではなく、覚醒した状態できちんと働いてこそ、私たちは話を「聞き取る」ことができるのです。

寝不足だったり疲れていたりすると、当然のことながら聞き取る力は低下します。**また、ストレスが多い状況も、覚醒水準を低下させる原因のひとつ**です。苦手な人の話や、嫌いな音は耳をふさぎたくなるように、心因的な要素も聞き取りを左右します。

聞き取りを左右する2大要素「注意力・集中力」と「ワーキングメモリ」

これまで紹介した脳の5つの仕事のうち、特に聞き取りを左右するのが「注意力・集中力」と「ワーキングメモリ」です。

注意力・集中力がないと話は耳に入らない

まず、話を聞くには、注意力と集中力が欠かせません。**一瞬でも気が抜けてしまうと、脳は情報をスルーしてしまいます。**会話の中で一部でも聞きもれがあると、意味がわからないままで終わってしまうことも少なくありません。

また、聞き取りが難しいときや難しそうなときに聴力以外を総動員する力のことを「リスニング・エフォート」といいます。エフォートとは、英語で「努力」。つまり、聞くための努力ということです。しかし、長時間、聞くことに集中していると、リスニング・エフォートが低下し、聞き取りが悪くなってしまいます。

私たちが五感で受け取る情報の多くは、視覚と聴覚によるものです。文字や絵で留めておけば何度も見返せる視覚情報に対し、時間とともに流れて消える聴覚情報の保存や聞き直しは安易ではありません。記憶に留めるには、より高い「注意力・集中力」が求められます。

ワーキングメモリが弱いと、長い会話が難しい

さらに聞いた情報を一時的に脳に留め、理解・整理するにはワーキングメモリの力が必要です。

私たちの記憶は、「記銘：脳に情報を刻みつける」→「保持：記憶を保つ」→「想起：刻みつけた記憶を思い返す」という3つの過程をたどりますが、このうちワーキングメモリと深く関係するのが記銘と保持の部分です。記銘とは、見たり聞いたりした情報を選択し、理解・整理しながら取り込む、インプットのこと。しかしワーキングメモリの働きが弱いと、インプットと、その保持がうまくできません。

そして、**ワーキングメモリは、インプットした情報を一時的に記憶する一方で、必**

要なものだけを残し、不要なものを捨てる優れた整理機能も備えています。

長時間の授業や会議のような長い話を聞くシーンでは、全部の話を覚えておくことは難しいですが、ワーキングメモリを働かせることで、瞬時に会話の意図を汲み取りながら要点だけをインプットし、保持しているのです。

しかし、ワーキングメモリが弱いと、話の内容を理解し、必要な情報を保持し、不要なものを捨て去る取捨選択もうまくできません。**話が長くなってくると次々に入ってくる情報で頭がいっぱいになり、さまざまな作業が立ち行かなくなります。**それにより聞き取りに支障が出るのです。

またワーキングメモリは、メモをとりながら話を聞く、というようなマルチタスクを求められるときにも活躍します。

人との会話では、「注意力をもって話に耳を傾ける——相手の話を集中して聞く——ワーキングメモリを働かせ、聞いた話を記憶に留めながら、自分の考えをまとめる——話をする（アウトプットする）」というようなタスクが求められます。ところが、L・iDの方は、「注意力」と「ワーキングメモリ」のどちらかの働きが弱い（あるいはどちらとも弱い）ことが原因であることが多いため、この作業がスムーズにいきません。それを知る手掛かりになるのは発達の診断テストです。

L・iDって発達障害と関係があるの？

L・iDは、発達障害との関連性が指摘されています。L・iD当事者の中で、発達障害と診断された人は2割強～3割、いわゆるグレーゾーンは4割と、実に6～7割の人が発達の凸凹と関係があるといわれているのです。

「発達障害」とは、脳の認知機能に特性や凸凹（偏り）があるために、生活に問題が生じた状態を指します。これは生まれ持った特性のことで、発達の凸凹の大きさによっては早くから支援の手が必要になります。

聞き取る力に関係する発達の傾向を説明するにあたり、ここで発達障害の基本的なことに触れておきましょう。

L・iDに関連する主な発達障害には次のようなものがあります。

【ADHD】注意欠如／多動症

不注意・衝動性、多動性などが見られます。集中力がなく、落ち着きがない、よく考えずに行動するなどが見られます。また、よく忘れ物をする、落とし物をする、時間が守れないといったこともあります。

聞こえの問題として、注意力に欠けるため、話しかけられても気づかない、長い話を集中して聞くことができない、落ち着いて人の話が聞けない、人の話を聞いている途中でほかのことに気をとられてしまうなどがあります。さらに注意力や集中力の持続が難しいため、長い話を聞くと疲れてしまうこともあります。

【ASD】自閉スペクトラム症

典型的な症状として、コミュニケーションの障害があります。社会的なやり取りが苦手だったり、こだわりの強い行動が見られたりします。

聞こえの問題としては、ニュアンスの変化などを理解できず、同音異義語の理解が難しい、関心がないことを言われても注意が向かない、こだわりがあって話の流れを理解しにくいなどがあります。

また、聴覚過敏を持ち合わせている人も多いため、関係のない会話や環境音をキャッチしすぎてしまい、注意の切り替えが難しいことなども聞き取る力を左右します。

【LD】学習障害

文部科学省の定義では、LDとは知的な遅れがある知的障害とは異なり、いわゆる「聞く、話す、読む、書く、計算する又は推論する」といった学習に必要な能力の習得に時間がかかる状態のこと。医学用語では「限局性学習障害」といいます。

LDの代表的な症状に文字の読み書きが難しい「ディスレクシア」があります。この症状をもつ人の中には、言葉を音として認識・理解する「音韻《おんいん》認識」が弱い人もいます。言葉はいくつかの音で構成されており、その音がばらばらに並んでいるのですが、音韻認識が弱いと話し言葉を正しくとらえられず、聞き間違いが多くなったり、話の理解が難しくなったりするのです。そのため言葉を聞いても正確に「聞き取れない」ことが起こります。

なお、発達の問題は、ＡＤＨＤとＡＳＤ、ＡＳＤとＬＤというように合併することもあります。

Ｌｉ Ｄの大人に多い、認知機能の傾向

ＬｉＤの診断を正確にするためには、脳の認知機能を調べるため、発達の検査をすることが求められます。これはＬｉＤの背景を探るために推奨される検査で、発達の凸凹を見ることが目的です（なお実際に発達障害を診断するには、発達を調べるテストに加え、医師の総合的な判断が必要になります）。

けれども実際に、ＬｉＤの疑いで病院を訪れた人に、大人の発達を見るテストをしても、**発達障害と診断されないケースはとても多いのです。**

これはどういうことかというと、ＬｉＤの大人の場合、**ＡＤＨＤやＡＳＤとまではいかないけれど発達のどこかに凸凹がある、いわゆるグレーゾーンの人が多くを占めているということです。**

発達の凸凹における特性は、子どもの頃からみられるのが一般的です。大人になって突然、現れるものではありません。

しかし、その凸凹の偏りが小さい人ほど見過ごされやすく、発覚が遅れます。

つまり、大人になってから発達の特性に気がつく場合は、ほとんどが発達障害と診断されないほど軽度な認知機能の偏りでしかありません。そのため、大人になるまで支援の対象からこぼれ落ちてきてしまったと考えられるのです。

診断が下りるほどの発達傾向がないからこそ、気づかない

発達の凸凹とはこれまでに説明した、聞き取るための5つの力にも関係します。

私の調査範囲でＬｉＤの症状を訴える人を診断してみると、発達障害まではいかないものの、聞き取る力に関係する認知機能に偏りがみられる人が多く、大人の発達をみるテストである「ＷＡＩＳ（ウェイス）」を行ったところ、「ＡＤＨＤ」や「ＡＳＤ」の傾向が強い人が４割を占める、という結果になりました。

現在、ＬｉＤを疑い、病院を訪ねてくるうち目立つのが20代の女性です。みなさんは学生時代、特に何事もなく過ごしていたと言います。

ＡＤＨＤの傾向がある人には不注意や多動が、ＡＳＤの傾向がある人にはかんしゃくやこだわりの強さといった症状がみられることがあります。しかし、女性の場合、多動やかんしゃくを起こすことは少なく、不注意くらいしか目立ちません。そのため発達の問題が見過ごされやすいのです。

ところが、社会人になって、聞き取りに問題があることで仕事の失敗が増え、本人自らが自発的に、あるいは上司に診察を促されて病院を訪れます。そこで初めて認知機能テストを受け、自分の発達傾向を知るわけです。このことも20代の女性の受診者が多い理由だと思います。

ＬｉＤの子どもの場合、親や教師などの第三者が気づくほど症状が目立つ場合が多く、子ども用の発達をみるテストをすると、高い確率でＡＤＨＤ、ＡＳＤ、ＬＤが指摘されます。ですから子どもでＬｉＤ症状をもつ場合は、すでにＡＤＨＤ、ＡＳＤ、ＬＤと診断されているケースが圧倒的です。

一方、**大人の場合、もともと発達の問題を内包していたものの、聞き取り以外のコミュニケーションにおいては特に大きな問題もなく、学生時代は普通に過ごせていたために発覚が遅くなっているケースがほとんど**です。

検査でわかったL・iDの特性

聴力検査で、特に聴力の問題がないとされた場合は、さらに一歩進んで発達を診る検査を行うことが望まれます。

これは、子どもであっても、大人であってもL・iDを正確に診断するには発達検査は必要だと考えられているからです。大人用の発達検査で使用されるのが、世界基準の知能検査「ウェクスラー式知能検査」で、通称「WAIS（最新版はWAIS－Ⅳ）」といいます。実際にテストを行うと発達の凸凹がみられます。

L・iDの疑いで、とくに聴力が問題ない29名に聞こえにくさの程度を評価する「APD検査」（57ページ参照）と、「WAIS」の検査を行いました（17～53歳、男性9名・女性20名、平均年齢31・2歳）。

その結果、聞き取る力に関わる5つの脳の働きのうち、「ワーキングメモリ」「注意力・集中力」に弱さがあることがわかりました。

今回行った当事者アンケートでは、ＡＤＨＤ傾向の人は注意力が弱く、ＡＳＤ傾向の人はワーキングメモリが弱いという傾向がありました。

ただ、臨床の現場ではＡＳＤ傾向の人は処理速度が遅いと感じることも多々あり、個人差があります。また、この検査は発達の傾向を調べるものであり、発達障害を決定づけるものではありません。とはいえ、発達の凸凹がＬｉＤの原因になっている場合は多いのです。

発達の凸凹が聞き取る力を大きく左右する

このような検査の結果からＬｉＤの人は、簡単にまとめると以下の傾向が強い、ということがわかりました。

- ワーキングメモリの働きが弱い、あるいは注意力に欠けているため、話が頭に入ってこない（インプットが弱い）
- 集中力、注意力に欠ける（注意が持続しない）
- インプットは早くても処理速度が遅く、話の理解が追い付かない
- 焦るとできなくなる（処理速度）
- 単語の知識はある（強みを持つ）人が多い。ただし、単語は知っているけれど、それを合理的に説明するのが難しい（言語推理が弱い）

ＡＤＨＤ傾向の人は注意力が、ＡＳＤ傾向の人は処理速度が遅い

すでに大人でＬｉＤと診断された方に発達傾向を聞くと、ＡＤＨＤ傾向の人は注意力が、ＡＳＤ傾向の人は処理速度が遅いという特性がみられます。

しかし、これはあくまでも傾向であり、ＬｉＤの症状を決定づけるものではありません。そして、その逆に、注意力が弱ければＡＤＨＤ傾向、処理速度が遅ければＡＳＤ傾向がある、というものではありません。実際に今回のアンケートでは、ＡＳＤ傾向の方はワーキングメモリが弱いという結果となりました。非常に個人差の大きなものなのです。

これから紹介する「聞き取る力」が低い理由①〜⑤は、聞き取る力を左右する脳の機能のうち、何が弱いかを発達テストの結果から推測したものです。

ＡＤＨＤやＡＳＤといった発達傾向の有無を問わず、同じようなことが起きているケースもありますが、自分がどのシーンに弱いかを知るひとつの目安になり、対策も立てやすくなります。

「聞き取る力」が低い理由①
話が頭の中に入ってこない

話を聞き取るには、耳から伝わった情報が、頭の中に入って処理されなければなりません。

しかし、LiDの方は、聴覚情報そのものが頭に入っていきづらいのです。

その原因のひとつと考えられるのが、先ほど説明した４つの注意力。いくつかの注意力が働かないことが影響していると考えられます。

例えば、みなさんも、授業を上の空で聞いていたら大事な内容を聞きもらしてしまった、夢中で何かに没頭していたら、周囲に話しかけられているのにまるで気がつかなかった……そんな経験をしたことがあると思います。このように、相手の話を聞いて理解するためには、聞くことに注意を向けなければなりません。

ところがLiDの方のうち、不注意や多動性が強く出やすいＡＤＨＤ傾向がある人は、注意力を持続させる「持続的注意」が弱く、長い話ほど聞くことが難しくなります。また「注意の転換」がうまくできないため、急に話しかけられたり、何かに夢中になっていたりするとほかに注意が向かず、話を聞き逃しがちです。

人によりますが、「分配的注意」を働かせるのが得意ではないため、話を聞きながらメモをとることができなかったり、さまざまな音の情報から自分が聞きたい情報だけを選ぶ「選択的注意」が弱いため、話そのものを聞き逃したりします。

つまり、聴覚だけの情報だと、うまくインプットできない……すなわち「話が頭に入ってこない」のです。

また、ＡＳＤ傾向がある人に多く見られるのが聴覚過敏です。

聴覚過敏があると、聞きたい音と雑音が同等に聞こえてしまうため、自分が欲しい情報が混合し、取捨選択が難しくなります。

このとき、大事な話ほど聞きもらさないよう多くの人は集中します。すると、脳は大量のエネルギーを消費。その結果、ＰＣが熱暴走で電源が落ちるように、脳がシャットダウンし、居眠りすることも……。そうなれば話自体が聞き取れなくなるのは当然のこと。頭に情報が入らない＝聞き取ることが困難になるのです。

【当事者の声】こんなことが起こり、困ります

・メモをとると、書いているときの言葉がわからない。
・子どもの頃から、何かに夢中になると、話しかけられても気がつかないことが多々あります。
・集中しようとするとすぐ居眠りしてしまうので、しょっちゅう注意されます。校長先生や偉い人の長い話もまともに起きて聞くことができません。
・いろんなところで話し声が聞こえるときに聞きたい声だけを聞くことができません。災害にあったとき、避難所の生活において、スピーカーで水の配給の案内をされても、周りの話し声などの影響で、何をアナウンスされているのかわからなかったです。
・後ろから（視覚的に確認できないところから）声をかけられたときに聞き取ることが難しいです。知り合いに後ろから声をかけられても聞き取れず、無視したと勘違いされたこともあります。
・雑音のある状況で話をすると、ついその雑音に気がとられるときがあり、話がわからなくなることも多いです。

「話を聞き取る力」が低い理由②
聞こえた会話の〝正解〟がわからない

L・iDの方に多いのが聞き間違えです。

そもそも言葉は、さまざまな音で構成されていて、それを正しく認識できてこそ、言葉として理解できます。このことを「音韻認識」といいます。

人との会話をスムーズに進めるためには、音韻認識が正しくできることが重要な要素のひとつとなります。

しかし、L・iDの方は、「聞こえているけど、聞こえていない」ため、言葉が虫食い状態になったり、モザイク状になったりして、言葉の正解がよくわかりません。

とくに子音部分が弱い音の聞き間違えは顕著で、中でも「さしすせそ」のような「S」を含む言葉は代表格です。「さかな」が「たかな」、「佐藤」が「加藤」に聞こえたりします。そのためトンチンカンな受け答えになり、「天然だね」とからかわれることもあります。

また、ＡＳＤ傾向がある人には、言葉のニュアンスを正しく汲み取るのが苦手、という特性がみられることがあります。皮肉や比喩が通じにくい、例え話が伝わりにくい、言葉の音と文字を結びつけるのが苦手という声もＡＳＤ傾向の人にみられる特性です。そのために言葉を間違って認識してしまうこともしばしばあります。これは言語能力や理解力が高くても起こるものです。このことも聞き取りの弱さにつながります。

そして、もうひとつ、言葉の正解をわからなくする原因は「聞き取りづらい」状況です。

ＬｉＤの方に限りませんが、騒音の多い場所では、言葉を正確にキャッチするのは難しいものです。ましてや注意力やワーキングメモリが弱いＬｉＤの人なら、聞き取る力が下がってしまうでしょう。

さらに滑舌が悪い人の話、小さな声やマスク越しの声、電気機器を通した音声など、不明瞭な音は聞きわけが難しいです。そのため言葉の正解がわからず、聞き間違えや聞き直しが多くなってしまいます。

【当事者の声】こんなことが起こり、困ります

・言われたことを勘違いしてトンチンカンなことを言ってしまい「話を聞いてる？何言ってるの？（笑）」と言われ、天然キャラのように扱われてしまいます。

・求められている回答がズレていたりするので、「そういうことを聞いているのではない」「そうじゃなくて」と言われます。聞き返しが多ければ、もういいと中断されることもしばしばです。

・それほどうるさくない場合でもマスクをしていて口元が見えないと、相手の言葉が想像しにくいため聞き取りが悪くなります。

・スーパーやコンビニなどでは、店内のＢＧＭに店員の声が混ざってしまい、支払いのことを言っているのか、ポイントカードのことを言っているのか、袋の有無のことを言っているのか、聞き取れないことが多いです。

「聞き取る力」が低い理由③
処理が遅く、言葉の理解が追いつかない

ＬｉＤの人は、処理速度が遅い傾向があります。

処理速度とは、目で見たものや聞いたことを短時間で正確に書き写したり、分類したり、処理したりする知能のことです。処理速度が遅いほど言葉の理解が遅いので、話を聞きながらメモをとるなど「～ながら」のマルチタスクが苦手な傾向にあります。

会話から入ってくる音のスピードは速いため、ワーキングメモリが弱いと、会話をさばききれません。

さらに頭の中では、情報ごとに整理・分類しようと頑張るのですが、処理速度が遅い人は、作業がなかなか思うようにはかどりません。

頭の中は、まるで机の上にバラバラに広がった書類のごとく、**音の情報でごちゃごちゃにあふれかえってしまい、混ざり合ってしまいます**。**その結果、音の処理が**

間に合わず、聞き間違えをしてしまうことが起こりやすいと考えられるのです。

【当事者の声】こんなことが起こり、困ります

・自分のイメージですが、聞き取った言葉や音を頭の中のキーボードに打ち込んで変換して「あっ、こう言われたのかな？」と思って返事しているため、親には「(返事に) 時差あるね」と度々言われます。

・お笑いの速い会話の漫才についていけない。内容がわからず周囲が笑っていても笑えないです。

・多人数での会話は誰が発言者なのか、どのような内容の話をしているのかを頭で処理している間に次の話題になってしまうので話についていけないです。

「聞き取る力」が低い理由④
聞いたことを覚えていられない

LiDの症状を訴える方を検査してみると、ワーキングメモリの働きが弱い傾向がありました。

ワーキングメモリとは、これまでも説明したように、インプットされた聴覚情報を短期記憶として一時的に保持する一方で、思考を巡らせながら与えられた情報を取捨選択し、判断していく脳の処理能力を指します。

ワーキングメモリが低いと、短期記憶を留めておく机のスペースがとても狭いため、頭の中に次々に入ってきた聴覚情報が書類のように積み重なっていき、最初の書類ほど発見できなくなる……とイメージするとわかりやすいかもしれません。

とりわけ会話によって入ってくる音のスピードは速いため、ワーキングメモリという記憶を保持しておく机の上が、あっという間に聴覚情報でパンパンになってしまい、会話がなかなか頭に入ってこないことがたびたび起こります。

例えば「明後日、EGGホールでのイベント、Aさんは駅の東口に10時15分前、Bさんは会場入口に10時の待ち合わせがいい、って言っているんだ。みんなに入場チケットを渡したいから、同じ場所に一度集合したいんだけど、明後日は日曜日だから駅周辺はとても混雑しそう。かといって会場入口はいくつかあるから迷いそうで悩むよね。あなたはどっちがいいと思う？」と聞かれたとします。

この会話を円滑に進めるには、EGGホールやイベントのキーワード、AさんやBさんの主張を覚えておきながら、その日の時間や曜日といった条件などを加味して情報を整理し、自分なりの考えをまとめて返答しなくてはなりません。

この作業にワーキングメモリの働きがとても重要なのです。

しかし、**ワーキングメモリが低い傾向があると、冒頭に聞いた話から消えていってしまうため内容が頭に入ってこず、返答に困ってしまいます**。長い会話が苦手なのは、こんな理由もあるのです。

【当事者の声】こんなことが起こり、困ります

・忘れっぽい。「さっきも言ったじゃん」、「何回も同じこと言わせないで」と言われ

ることもしばしばです。

・長い話を全部記憶できません。同じことを何回も質問するので、怒られています。

・話が長いと、途中で内容がわからなくなってしまいます。

・会話のひとつのセンテンスが長い人や、前置きや例を用いてきっちり正確に説明しようとする人の話が覚えられません。

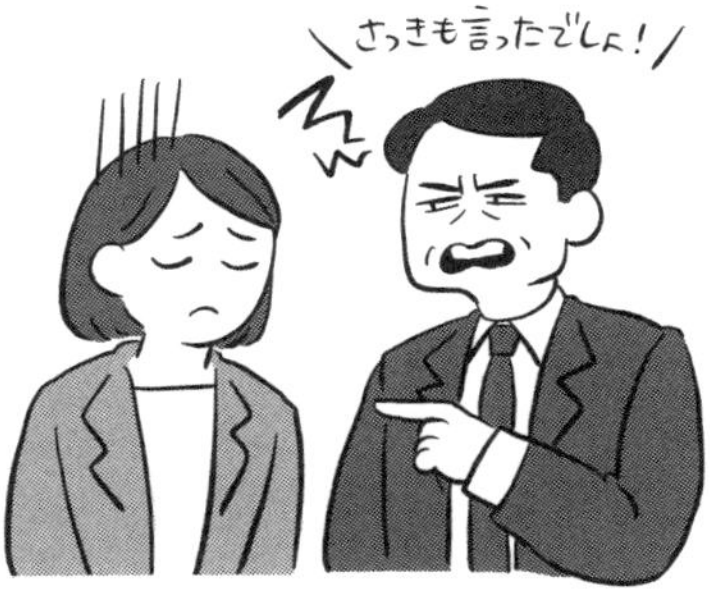

「聞き取る力」が低い理由⑤
心や体が疲れている

メンタル面も聞き取る力を大きく左右します。

当事者会のみなさんのアンケートでも「疲れ」「寝不足」「緊張」「ストレス」があると、聞き取りが悪くなる実感があるようです。

強いストレス、うつ病や適応障害などの心の病気があると、心因性難聴といって一時的に聞き取りが悪くなることは、珍しくありません。また、苦手な人の声、不快な音などは、能動的に聞こうという気が湧かないため、当然聞き取りが悪くなってしまいます。これはＬｉＤでなくても起こりうることです。

ただ、**ＬｉＤの場合、もともと聞き取りが悪い特性があるため、心理的要因が重なるとさらに聞き取りが悪くなってしまいます。**

ＬｉＤは認知機能の偏りがある場合が多く、日常的に対人関係におけるコミュニケーションの場において、つまずきを感じている人は少なくありません。「自分はどうして人と同じようにできないのだろう……」「みんなの会話に入っていけず、自分はいつも蚊帳《かや》の外だ」など、自己否定や疎外感を覚えるシーンが多いと、自己肯定感が下がり、それがうつ病のような精神的不調にもつながります。

なお、うつ病になると、俗にいう「幸せホルモン」であるセロトニンの分泌量不足や心の防御反応により感覚が敏感になるため、聴覚過敏に悩まされる人も多いです。キーンとした高い音や、ドンという衝撃音は特に苦手で、聞き取るのが困難になります。

【当事者の声】こんなことが起こり、困ります

・真面目な性格ゆえに、自己内省のストレスが大きいです。調子のいいときは、なんとかなりますが、疲れているときや調子が悪いときに雑音下に入ると、何も聞こえなくなります。

・不安が強かったり、落ち込み気味だったりするときは、周囲の音がクローズアップされて、目の前の人の声や電話の声が聞き取りにくくなります。

・寝不足や週末が近く、かなり疲れているときは、特に聞き取りが悪いです。「かと

う」と「さとう」など、名前の聞き取りが悪くなることもあり、仕事に支障が出ます。

・疲労、ストレス、寝不足などによって集中力が落ちているときは、会話を理解することが難しくなります。

・走行音が静かな車が前から来たとき、歩くのをやめて止まらないと恐怖を感じます。そのときは（怖くて）人の話どころじゃなくなります。

理由のかけあわせでもっともっとお悩みが出てくる！

「聞き取る力が低い理由」を5つ紹介しましたが、これまでにあげた理由は、あくまでもＬｉＤの成り立ちをわかりやすく説明するために大別したものです。また、各理由と「困りごと」との因果関係ははっきりと証明されていませんので、この点は注意してください。

仮に発達を診るテストで、ワーキングメモリが高かったとしても、疲労などの理由により集中力が欠如すれば、聞き間違いが増えることもあります。

このようにＬｉＤの聞き取る力が落ちてしまうのは複合的で、理由はひとつではありません。掛け合わせでいろいろな症状が出てしまいます。

発達の問題は、ＡＤＨＤとＡＳＤ、ＡＳＤとＬＤというように合併することもあると前述しましたが、同じように、聞き取る力が落ちてしまう状況は、さまざまな要因が重なって起こることがあるのです。

語彙力やメンタルにも左右される

耳から入った聴覚情報は内耳で電気信号に変わり、脳の聴覚野でとらえられ、言語の中枢など脳のさまざまなところに接続されて言葉として認識される、とお話ししました。

そのためＬｉＤは、聴覚機能のネットワークの要となる、脳の発達において何らかの問題があるために起きる症状である、と考えられてきました。

実はそれだけでなく、後天的な要素である言語理解や言語知識、また心理的な状況が聞き取る力を左右すると今では考えられているのです。

仮に言葉を聞き取れても、それがどんな意味をもつかという語彙力がなければ話の流れを理解することが難しくなりますし、心が落ち着かず焦っていたり、緊張状態であったりすれば頭の中から話が抜け落ちてしまうでしょう。

ちなみにＬｉＤと診断された方たちの間で、あきらかに典型的な発達障害だった人は2割強～3割程度。ほか大半の人に目立つ発達障害はありません。多くを占めるのがいわゆるグレーゾーンです。

ですから大人の場合、ＬｉＤ＝「発達障害」と決めつけられるものではありません。

ただ、自分の発達傾向を知ることで、「ワーキングメモリが弱い」「情報の処理速度が遅い」「注意力・集中力が弱い」「ストレス環境に弱い」など、自分の弱点が見えてくるため、次章から述べる対策を打ちやすいのです。

L・i・Dを疑ったらまず耳鼻科で聴力検査を。さらに詳しい聴力検査をしても大きな問題がなければ、自分の認知機能の偏りを知るためにも、心療内科等で発達検査をすることをおすすめします。

聞き取りを頑張ろうとする努力が裏目に出てしまう

「リスニング・エフォート」とは、第1章でも紹介しましたが、平たくいえば頑張って聞く能力です。

リスニング・エフォートは、「聞きづらい、聴覚問題などの個人的な要因」、「聞き取りにくい環境」、「本人の聞く努力、モチベーション」の3つに影響されると考えられています。

LiDの方の場合、決して聞く努力を怠っているわけではありません。むしろ聞き取りが悪い状況であっても、常に努力を重ねています。相手の声に集中して耳を傾けるだけではなく、会話の中で穴抜けになったり、モザイク状になったりした部分を、かろうじて聞き取れた前後の内容から推測しようとします。

中には、聞き取りにくい状況にあきらめてしまう人もいますが、多くは仕事を正しく遂行したり、円滑なコミュニケーションをとったりするために、必死なのです。

聞き取ろうと努力するとき、聴覚以外の認知機能を総動員するため、普通に話を聞き取れる人に比べるとエネルギーを多く消耗します。

そもそも人の集中力は、そう長くは続きません。**一説には15分ほどが限界だといわれています**。

そのため、ただ話を聞くだけであってもＬｉＤの人はひどく疲れてしまうのです。**このように疲れた状態を「リスニング・ファティーグ」といいます**。ファティーグとは「働きすぎて消耗してしまう」という意味。当然ですが、疲れてしまえば聞き取る力も低下し、聞くこと自体がストレスになるでしょう。

また、リスニング・エフォートは睡眠不足でも大きく低下します。睡眠不足は体調不良を招き、聞き取る力を支える注意力や推測力までも鈍らせます。こうして聞き取れないとストレスが重なり、睡眠不足や体調不良の引き金に……。負のループが生まれてしまうのです。そうならないように、十分な睡眠を心がけてください。

COLUMN

聴力に問題が出るいろいろな理由

L i Dは「聴力に問題がない」ということが大前提になります。ですから、L i Dの疑いがあったら、まずするべきことは聴力検査であることはこれまでにも述べてきたとおりです。

L i Dが疑われる際、まず行うのが「純音聴力検査」と「語音聴力検査」です。これらの検査で聴力に問題があれば難聴とされ、L i Dとは区別されます。

ただ、一部のL i Dでは、難聴を併発しているために、正しく診断されないケースもあります。

聴力に問題が出てくると、L i Dの診断がさらに難しくなってしまい、的確なケアが難しくなります。なお、ここに挙げた難聴はほんの一例です。脳の損傷による難聴などもあります。聴力に問題を感じたら、早めに医療機関を訪ねるようにしましょう。

L i Dを疑ったら早めに診断を受けた方がいいとお伝えしているのは、いくつか理由があります。これは若いうちに診断されると、そのあとの対応、例えば仕事や勉強において聞き取りがうまくいかなかったときに具体的な対策がとれたり、適性を考えた仕事選びができたり、第4章でもお伝えするトレーニングの効果が出やすかったりするためです。

中耳炎の後遺症

子どもの頃に患った中耳炎の後遺症などで聴力に問題を起こしているケースもあります。そもそも小さい子どもは耳と鼻をつなぐ管が短く、風邪などで鼻やのどのウイルスや細菌が中耳に入りやすいため、中耳炎になりやすいのです。未治療のまま放置すると重症化し、それが大人になってからの聞き取りづらさにも影響します。

突発性難聴

急性難聴（突発性難聴や急性低音障害型難聴）は20～30代の女性に多い難聴で、ストレスや過労が原因だと考えられています。

加齢性難聴

加齢による聴力低下です。一般的に高い音から聞こえが悪くなります。聴力低下は40代頃から始まっていくもの。加齢性難聴が始まるとL・i・Dの診断が難しくなります。そのためL・i・Dの疑いがある人は、年齢が若いうちの診断が望まれます。

隠れ難聴

隠れ難聴（Hidden Hearing Loss/HHL）は、L・i・Dに間違えられやすい難聴です。静かな環境では問題なく音は聞き取れるのに、雑音下では聞き取りが悪くなる点は、L・i・Dと同じです。ただ、原因は内耳と聴神経をつなぐシナプスの損傷にあり、厳密にはL・i・Dと区別されます。

ヘッドホン難聴

若い人に増えているのが「ヘッドホン難聴」です。

ヘッドホン難聴は医学用語で「騒音性難聴」といいます。近年では携帯プレイヤーを兼ねるスマホの普及により、どこでも手軽に音楽やラジオなどを聴けるようになりました。それによりヘッドホン難聴はとても増えているのです。

ヘッドホン難聴は、大きな音を長時間聞き続けることにより、内耳の有毛細胞が振動で摩耗することで起こります。特に大きな音はダメージが強く、WHO（世界保健機関）では80dB（地下鉄の車内や救急車のサイレンに匹敵する音量）を、1週間あたり40時間以上聞くと難聴のリスクが上がると注意を促しています。

初期の段階では気づきにくく、音量×時間でリスクが高まるため、気づいていたら進行していた、というケースも少なくありません。

ヘッドホンで音楽を聞くときは音を上げ過ぎないためにもノイズキャンセリング機能付きのイヤホンを使う、1時間ごとに耳を休めるなどし、耳をいたわるようにしましょう。

大事なことですが、耳をいたわることは聞き取りの力を持続させることにつながります。

聴力に問題がないLiDではあるものの、聴力にダメージを与える生活は極力避けるようにすることが、聞き取る力を低下させないためにも大切です。

第3章

こんなことで困っています！
当事者の“あるある”と
対策を公開！

〝特性〞だからこそ、工夫と対策が重要に

実際に聞き取り困難と診断された方が集う「近畿ＬｉＤ／ＡＰＤ当事者会」の協力を得て、聞き取り困難を感じている人が、今まさにどのような困難に直面しているかをアンケート調査しました。さまざまなケースから編み出された当事者のみなさんの対策は、どれも実践的です。いろいろと試す中で、自分に合うものを見つけ、困ったときに役立ててみましょう。

ここであげた対策は、飲食店における複数人の会話、レジでの会話、授業中や仕事の会議など、具体的なシチュエーションに絞っています。しかし、日常でも似たようなシーンに遭遇するもの。応用すれば、仕事や学校など、日常のあらゆるシーンに使えます。自分のライフスタイルに合わせて、解決法を組み合わせるなど、さまざまに工夫をしてみましょう。

CASE① ガヤガヤした飲食店での会話が苦手

LiDのほとんどの人が苦手なのが、ガヤガヤした騒がしい環境です。特に多くの人が談笑する居酒屋、ファミリーレストラン、カフェなどの飲食店など、本来楽しめるはずの場所は鬼門。周囲の話し声だけでなく、食器の音、BGMなどが混ざり合い、仲間の話が聞き取れなくなります。中には、いろんな音が聞こえてきて、具合が悪くなる人もいます。

特にうるさい環境下でグループで会話をする飲み会はお手上げです。誰が発言者なのか、どのような内容の話をしているのかわかりません。みんなから置いてけぼりにされた気分になり、せっかくの集まりも楽しめません。お酒が入ってくると周囲のテンションが上がり、大きな声で話しだすので、耳ざわりになることも……。

飲食店の状況に似た、こんな場所も苦手です

- スーパー、ショッピングモールのようなBGMや人が行き交う足音、声のざわつきが多いところはもちろんですが、会議室、天井の高いホールなど音が響くところ、残響音が多いところも話が聞き取れなくなります。

・人でごった返す、電車が行き交う駅は雑音が多く苦手です。駅でのアナウンスは、あまり理解できていません。電車の中の会話やアナウンスも聞こえないことがほとんどです。
・フードコートのような大勢の人が集まる場所で会話をするのが難しいです。

解決方法1　自分が幹事になって、個室を選ぶ

ガヤガヤした環境が苦手ですから、お店選びでかなり改善される面があります。居酒屋やレストランでは、個室や半個室を売りにしているお店もあるので、自ら率先して幹事になり、お店選びをするのも対策になるでしょう。壁1枚あるだけで、周囲の雑音を遮断してくれるので、仲間の会話が聞こえやすくなります。

なお、ファミリー層が好むようなフードコートやチェーン店は、騒がしいことが多いです。お子さんのはしゃぐ声や走り回る音、その子どもをたしなめる親の声であふれています。また、グループや耳が遠い高齢者は声が大きくなる傾向があるため、近くで会話をしていると聞こえが妨げられることもあります。

会話を楽しみたいのであればできるだけ避けたいところですが、もし、にぎやかなお店を仲間からリクエストされた場合は、なるべくうるさくない席を選びましょう。

私はこうして対策しています!

- 自分でお店を選べる場合は個室の飲食店を選んでいます。
- 個室のある店やBGMがうるさくない店を事前に調査し、そこへ行くようにしています。また、人が少ない時間帯、人気のないお店、客席の少ないお店を狙うようにしています。
- フードコートやファミリー層の店はできるだけ避けます。カラオケ店は歌うのではなく、知人と話をするために利用しています。
- フードコートなら、周りにテーブルだらけのど真ん中の席より、少しでも雑音が少ない壁側の席を狙っています。近くで会話をするグループがいないだけでも聞こえが違うので、できるだけ隣に人がいないような席を探します。

解決方法2　聞き取れた言葉で正しいか確認してみる

いくら静かな場所を選んだとしても、複数人との会話では、さまざまなところから声が飛んでくるため、言葉が混じり、聞き取れなくなることは珍しくありません。また、会話がところどころ穴抜けになったり、言葉がモザイク状ではっきりしなかったり、聞いたそばから砂時計のように会話が消えていってしまったりするのも、L・iDの方がよく訴える症状です。

子音の聞こえが悪いことも多く、「さ」が「た」に聞こえたり、「広い」を「白い」と聞き間違えたりすると、認識が間違ったまま会話が進み、トンチンカンな受け答えをすることもあります。

話の腰を折らないために、聞き直すことをしない方もいらっしゃいます。お気持ちはわかりますが、勇気を出して聞き返すことをおすすめします。

聞き返し方についてひと工夫をすると、スムーズに進むようです。当事者会のみなさんも、「今、何て言ったの？」と丸投げするのではなく、「曜日の話は聞こえたけど、次に話した場所の名前が聞こえなかった」など、聞き取れた部分とそうでない部分を具体的に伝えるなど工夫をしていました。こうすると相手も返しやすく、さらに「私はあなたの話をきちんと聞いています」のアピールにもなり、次第に「話、聞いてる？」と聞かれることもなくなるようです。

私はこうして対策しています！

・重要そうな単語は復唱して、「会話に理解が追いつくようにしています。相手が解説しやすいように、聞き取れた部分と、聞き取れなかった部分の両方のことを話すようにしています。

・予測できない会話になったとき、「会話で聞き取れなかった言葉はこれかな？」と候補をいくつか絞り出して、聞き返しています。

・聞こえが怪しかったときは、「え、〇〇？」とオウム返しで聞きます。その時点で違うと「え？　●〇です」と訂正してくれる場合があるので、そこで会話を修正しています。逆に聞き返されなければ「合っていたんだ」と認識し、探りながら会話を続けます。

解決方法3
「聞き取りが苦手」と早めに伝え、話しかけてもらうときは一声かけてもらう

気心の知れた友人との集まりであれば、聞き取りが苦手であることを伝えてしまうのが、お互い誤解なく会話を進めることにもつながると思います。

ただ、ＬｉＤに対して知識がない人に短時間で状況をわかってもらうことは難しいと思うので、シンプルに「人の話が聞き取れないときがある。特にガヤガヤしている場所では聞き取りが悪くなる」ことを最初にアナウンスしておくといいかもしれません。そのうえで「何度か聞き直すこともあります」と伝えておけば、聞き直したときも角が立ちません。

また「聞き取り力を上げるためのお願い」を具体的にしておくのも、いい方法です。

話をする相手に、「集中すると聞き取る力が高まるので、自分に話しかけるときは正面からにしてもらう」「聞く注意を向けるために話しかける前には名前を呼んでもらう」「肩を軽くたたいてもらう」「なるべくゆっくりと大きな声で話してもらう」など協力を仰いでみましょう。

そして、まだ世の中の認知は十分でありませんが、「聴覚情報処理障害者」を示すコアラが目印の「L・i D／A P Dマーク」を付けて周知してもらうことも一計です。

持ち主が聞き取り困難（LiD）／
聴覚情報処理障害（APD）であることを示すマーク

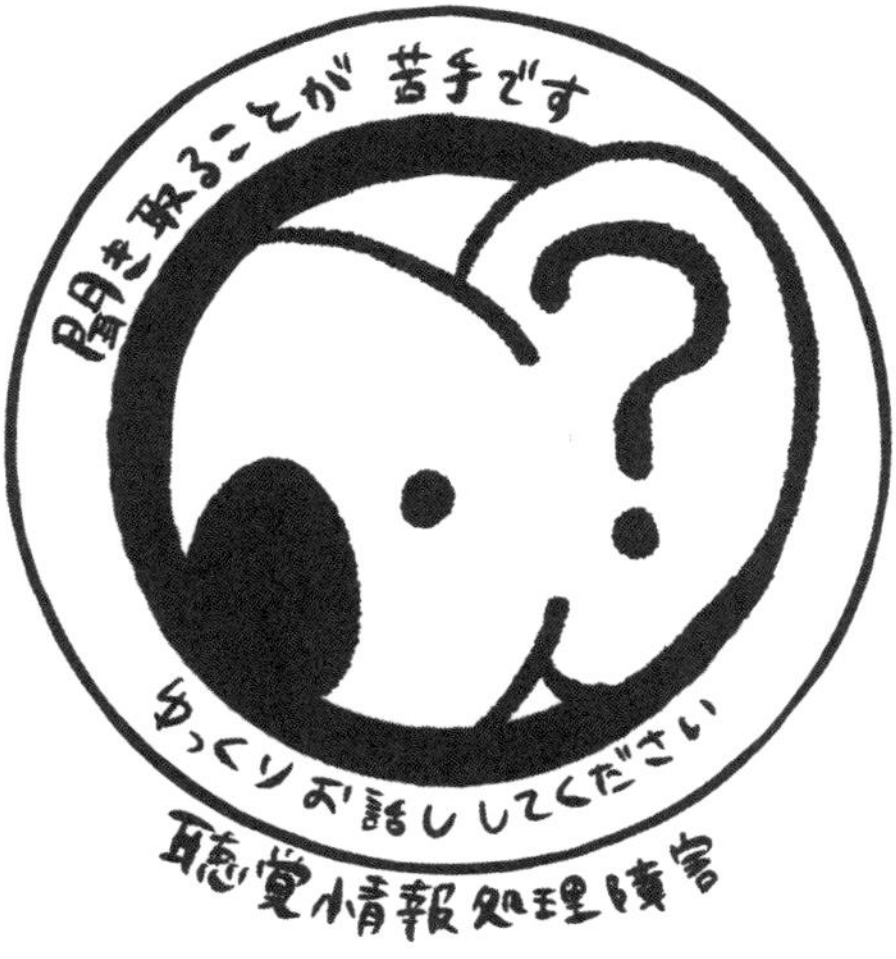
聞き取ることが 苦手です
ゆっくりお話ししてください
聴覚情報処理障害

私はこうして対策しています！

・複数人でやり取りするときは、あらかじめ耳の聞こえが悪いことを話しておきます。
・聞き取れず無視をしてしまっているときは、肩をたたいてから話しかけてもらうようお願いしています。
・会話相手に可能な限り早い段階で「聞き間違いが多い」「耳が少し悪いので聞き返すことが多い」と、「やんわりと・わかりやすく・簡潔に」伝えておきます。
・話す相手には、自分がＬｉＤであることを事前に説明し、具体的な症状や、こういうときに聞き取りにくくなると伝えています。
・「私に話しかけるときは、必ず名前を呼んでほしい」、とお願いしています。
・胸にコアラの「ＬｉＤ／ＡＰＤマーク」を付けています。

解決方法４　相手の口元に注目する、近づく

飲食店で、気の置けない仲間同士で盛り上がると、次第にテンションが上り、会

話が早口になるものです。

複数人×早口の会話は、L・iDが苦手とするところです。頭の中で言葉がいっぱいになると、会話を処理できません。

滑舌がよくない、マスクをしている、衝立など障害物があると、さらに聞こえが悪くなってしまいます。ただ、近距離であれば聞き取れる場合が多いです。話者側に耳を傾けたり、耳に手のひらをかざして集音したり、席を移動して隣に座ったりすると、聞こえはぐんと上がります。

また、聴覚障害をもつ人のコミュニケーション術として「読唇術《どくしんじゅつ》」があります。これは唇の動きを見て、何を話しているか推測するものです。本格的な「読唇術」まではいかなくとも、相手の口の動き、身ぶり手ぶりを注意深く見ることは、話の理解に役立ちます。口の動きや身ぶり手ぶりに加え、前後の会話から話を推測している人も多いようです。

私はこうして対策しています！

・会話相手に近寄る、耳を傾けるなどして、聞こえを上げています。

・(早口にならないよう) 自分がゆっくり話すことで、会話のテンポをつくっています。
・複数人の会話の際は、友達には隣に座ってもらって、聞こえを助けてもらいます。
・口の動きや表情も合わせて、会話の内容を理解しています。
・できるだけ相手の方に耳を向けて聞き取るようにしています。
・身ぶり手ぶりや表情からなんとなくの文脈などを把握しています。
・友人には、私と話すときだけでもマスクを取ってもらいます。
・聞こえないときは、耳元で何度も話してもらっています。それでも聞き取れない場合はその場を離れた静かな場所で会話をしてもらうか、後で何を話したか教えてもらいます。

CASE② 店員さん、窓口の人とのやりとりが苦手

外出先では、買い物や手続きなどで、さまざまな人から話しかけられます。大事な話かもしれないのに、状況によっては聞き取れないこともあります。

最近では無人レジ、無人受付機なども増えているので、店員と会話をせず、買い物や手続きなどができるようになりました。

また、役所などの行政機関では「合理的配慮」が求められています。これは障害をもつ人が感じる不便さを取り除き、ほかの人と同じようなサービスや施設を利用できるために支援、環境的配慮をすることです。役所や銀行などで筆談ボードを見たことがある人は、多いのではないでしょうか。このように聞こえの問題に対する環境は整いつつあるのですが、レジ前などでは機械音も多く、会話の聞き取りが難しいものです。

ここでは店員さんとのやりとりにおける対策を紹介します。

解決方法1　店員にしてほしいことは、先に伝える

店員さんとのやり取りも、L·i·Dにとっては苦労が多い、代表的なシーンです。コロナ禍に広まったレジ前のビニールシート、マスク越しの会話により、聞き取りが難しくなりました。コンビニでは、お弁当を買うだけでも「レジ袋は要りますか?」「お箸は必要ですか?」「温めますか?」などさまざまに聞かれます。また、ポイントカードの提示などもあり、レジ前のタスクは意外に多いものです。

ただ、こうした会話は定型ですので、あらかじめ先に伝えておけば、聞かれることもないので、店員との意思疎通の際、ミスマッチを起こさずにすみます。

先手必勝ではありませんが、ある程度起こりうる状況や質問を予測しておくだけでも、コミュニケーションがスムーズにいくことは多いのです。

私はこうして対策しています!

・店員さんからの質問を極力減らすために、コンビニやスーパーでは、「レジ袋は要らないです、ポイントカードはあります、お箸をください」、などと先に言うよう

に意識しています。こうすることで聞かれることが減り、意思疎通《いしそつう》がうまくいかないことでメンタルが傷つくということも減らせるので、だいぶ楽になります。

・行きつけの美容院には、話が聞き取りづらくなるドライヤーとシャンプーの時には、会話を控えてもらっています。話しかけるのであれば、それ以外でお願いします、と予約時に伝えています。

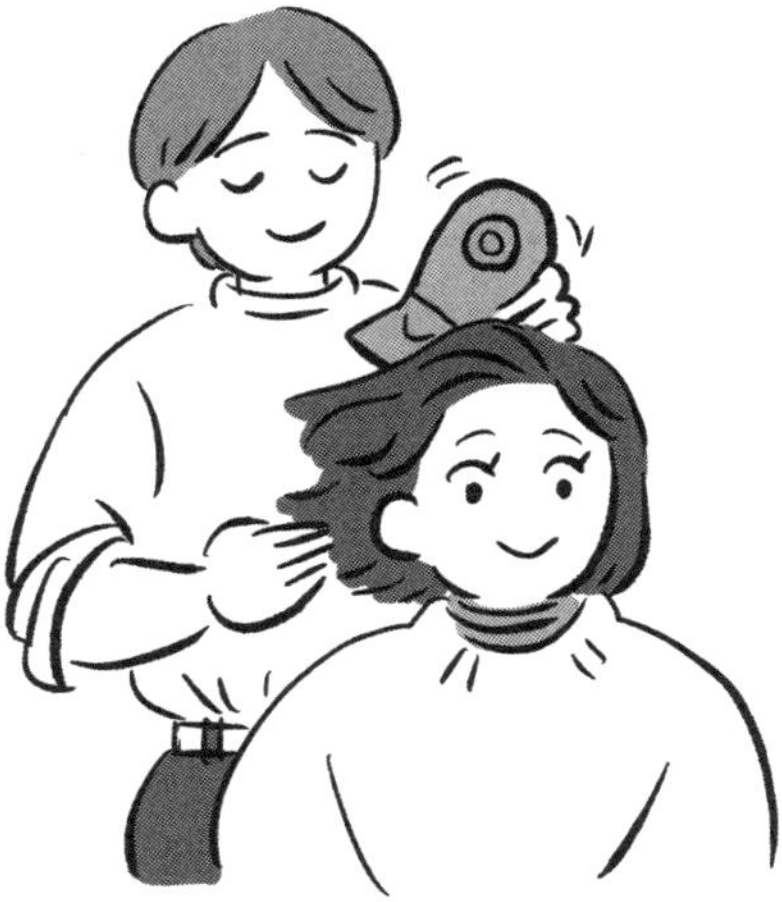

解決方法2　瞬間的に集中力を上げる

聞き取る力を上げるには、注意力や集中力が必要です。人の集中力は限度があり、長時間維持するのは難しいとされていますが、レジの店員さんとのやりとりなど、短時間であれば、一時的に集中力を高めることも有効です。その際は、意識を聴力に向けると、聞き取りが上がります。

私はこうして対策しています！

・自分が何か作業をしている最中でも、話しかけられたら手を止めて相手の口を見るようにしています。
・話を聞くときは目を閉じるなど感覚器官を制限。そのぶん聴力に集中します。
・近くで話を聞ける場合は、片耳に手を添え少しでも聞き取りやすくしています。騒音下であれば片耳をふさぐと、聞き取りがよくなります。
・集中力を鍛えています。集中力が続く間は、聞き取りづらさを軽減できます。
・重要な単語だけでも聞き取れるように意識を向けるとだいぶ違います。

解決方法3　耳に手をかざすなどのジェスチャーをしてみる

「聞こえません」「大きな声でお願いします」と、相手になかなか言いにくいときは、ジェスチャーも有効です。

耳を傾けたり、耳に手をかざしたりするしぐさは、「話をもっと聞きたい」意思表示にもなります。それでも聞こえない場合は、大きな声でゆっくりと言葉を繰り返してもらいましょう。

私はこうして対策しています！

・レジでは耳に手をかざすか、聞き返しています。
・耳に手を当てて、耳を前に向けています。

CASE③ 授業、会議の話についていけず、ついウトウト……

LiDの人は認知機能に偏りがあることが多いです。中でも注意力が弱く、またワーキングメモリや処理能力が弱い人であるほど、授業や会議で長い話を聞くのが苦手です。

自分が発言者となる能動的な授業や会議ならともかく、聴覚情報だけを頼りにするのが苦手なLiDにとって、話を一方的に聞く授業や会議は苦手です。次から次へと流れるように耳に入ってくる話を理解する前に言葉が砂時計のように消えてしまったり、頭の中で音があふれてごちゃまぜになったりするのです。

注意深く話を聞き、どんどん入ってくる話を処理するために脳を必死に働かせているのですが、この作業に膨大なエネルギーを消費します。

聞き逃してはいけない授業や大事な会議ほど、集中して聞こうと本人は頑張りますが、そうするほどに脳は疲れるため、やがて眠気が襲います。気がつくとウトウトするのは、決してさぼっているわけではなく、頑張った結果ともいえるのです。

そもそも人間の集中力には限界があり、話を長く聞き続けることは難しいもの。ただ授業や会議のような大事な話を取りこぼさないためには、音声だけに頼らない工夫が必要になります。

解決方法1　文字起こしアプリを使用する

音声だけを頼りにせず、視覚情報を加えることで、話の理解がグンと上がります。ライブで進む話を視覚でとらえるには、音声を文字に変換する文字おこしアプリが便利です。

以前は、アプリの精度が悪く、誤変換も目立っていましたが、最近ではかなり精度が上がっています。滑舌が悪い人の声や、話者との距離があるようなシーンでは、音声を正確にキャッチできないため誤変換が目立つのが難点ですが、穴抜けでも視覚情報があるとないとでは、話の理解度が違います。難しい専門用語などは、単語登録をすれば、誤変換を減らすことができます。なお、音声アプリについては第4章でも解説しています。

また、音声アプリの代わりに、後から聞き取れなかった部分の音声を聞き直せるよう、ボイスレコーダーで会話を録音する手もあります。

ただし、講義や会議は録音禁止の場合もあります。音声アプリ、ボイスレコーダー、スマホの録音機能の使用にあたっては、トラブルを避ける意味でも、事前に使用許可をとることをおすすめします。

私はこうして対策しています！

・大学に文字起こしアプリの使用許可をもらっています。
・騒がしい場所で会話をするときは、文字起こしアプリ「YYprobe（ワイワイプローブ）」を活用しています。文字起こしアプリを見ながら、会話を楽しみます。

解決方法2　聞き取りよりも教科書の内容に集中する

LiDの方の中には、不得手な聞き取りに力を注ぐのをやめて、別の方法で授業の内容の理解に努めている人もいました。

授業では、先生が話しているほとんどは教科書の解説であるため、黒板やホワイトボードに書かれた内容と教科書に書いてあることを統合すれば、授業内容への理解が深まります。

また、「(聞き取りが悪いことで)会議やブレインストーミングの場においてうまく参加することができない」と話す当事者の方は、会議では聞くことを頑張るのではなく、「議事メモを取る係を務める」ことで、会議に貢献している人もいました。

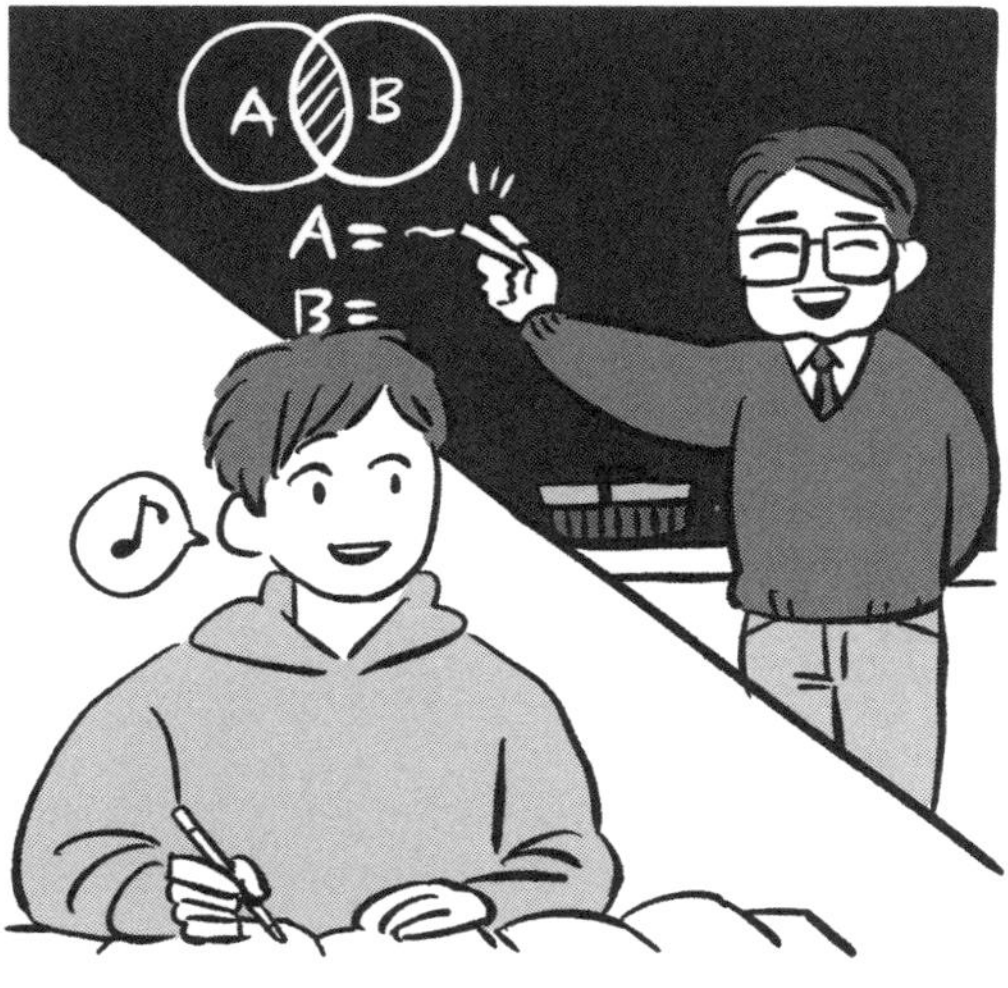

私はこうして対策しています！

・キーワードをメモしてあとから情報を再構成しています。
・大事なことはメモや黒板に書いてもらうようにお願いしています。
・授業は聞き取りより教科書で覚えるようにしています。
・学期ごとに担当講師に対し、自分がしてほしい事柄をまとめて事前に相談。例えば、授業を聞くときは、補聴器やロジャー（164ページ参照）の使用を許可してもらったり、質問の際はメモに書いてもらったり、リスニング試験はできるだけ静かな場所で受けられるようにお願いしています。また、先生に静かな場所での解説をお願いしたり、自分でも予習をするなどし、はっきりと聞こえなくても内容を予測できるよう備えています。

CASE④ 電話対応がスムーズにいかない

電話対応は、LiDにとってストレスも多く、苦手な作業です。メールのやり取りが増えた近年では、電話対応をする機会は以前よりも減っている印象ですが、急ぎの案件ほど電話で来ることが多いです。

せっかく仕事を頑張っているのに、電話の聞き取りづらさからトラブルになったり、誤解を受けたりするのは避けたいもの。対策もしっかり押さえておきましょう。

LiDの疑いで病院を訪れる方の中には、会社での電話対応で失敗が重なり、職場の人に医療機関の受診を促されたケースもあります。社会人になり、仕事上で電話対応が増えたことで、LiDが発覚した、という人は少なくないのです。

電話から聞こえてくる音は雑音が混じるため音質が悪く、聞き取りづらいものです。ましてや会社のような人が多く、コピー機やエアコンなどの動作音でざわついた場所での電話対応では、聞き取りが低下します。なお、電話は、スマホや携帯電話よりも固定電話のほうが、音質が悪く聞きとりづらい傾向があるようです。

電話機と同様、インカム（トランシーバー）、PC、テレビの音も質が悪く、聞き取りが低下しますが、電話はほかの電子機器とは異なり、音声だけが頼りになります。仕事において避けることが難しい電話対応。当事者のみなさんは次のような工夫で乗り切っています。

解決方法1　話しそうなことを先にメモしておく

仕事上で、電話で話す内容は、意外に決まっていることが多いもの。定型文での会話もあります。込み入った話でなく、定型の会話であれば、あらかじめ話す内容を箇条書きなどでメモしておき、会話の流れを頭の中でシミュレーションしておくと対応がスムーズにいくことがあります。

また、電話を取り次ぐだけの作業の場合は、社内のスタッフの名前を書いたメモを用意しておくと心強いようです。名前だけ聞き取れれば、相手に取り次ぐことができます。

私はこうして対策しています！

・電話ならかけてくる相手リストを作成しておく、事前に知らない言葉を調べておくなど備えています。

・電話は可能な限り取るようにしてますが、どうしても通話状況や相手の滑舌などで聞き取りづらい場合は、聞き取れた内容から推測して取り次ぎをしています。

・電話番の仕事は、最初は慣れず、電話での内容を把握するのに半年近くかかりました。でも、次第に言われることが予測できるようになるため、業務をこなせるようになりました。もし、聞き取れないことがあっても、聞こえた一部分を手掛かりに内容を探り、どうしても聞き取れないときは何度も繰り返し聞き直して、確認。これらの積み重ねで業務をこなすことができています。

解決方法2　先方に「電話よりメールで」とお願いする

仕事関係者には、聞き取りが苦手であると伝え、そのうえで「できれば電話でなく、メールでお願いします」と伝えましょう。メールであれば記録が残るので、聞き取りが難しい状況でなくとも、行き違いによるトラブルやミスを防げます。メールのほか、チャットツールも便利です。

また、音声は聞き取りづらいですが、オンライン会議ツールで話してもらうのもひとつの方法です。手ぶり身ぶり、口の動きなどの視覚情報が多く、それが聞き取りを助けてくれることもあります。オンライン会議ツールには字幕を表示できるものもあるので、それらを使えば聞き取りの悪さをカバーできます。

私はこうして対策しています！

- 電話だと聞き取りづらいから、お願いごとはＬＩＮＥやメールでお願いしますと伝えています。
- 耳の聞こえが悪いため、チャットやメールなどで連絡をもらうようにしています。
- 基本的に仕事での指示は、チャットツールでお願いしています。どうしてもオンライン会議になる場合は、口元を映してほしいので、マスクを外してもらうようお願いしています。

解決方法３　なるべく静かな場所で電話する

ただでさえ音質の悪い電話の声を聞き取るには、なるべく静かな場所で電話をすることが大切です。スマホであれば移動できるので、静かな場所を探して会話をするようにしましょう。それだけで聞き取りは格段によくなります。

スマホと違って移動ができない固定電話だと聞き取りが難しいもの。電話対応の業務が避けられない場合は、なるべく静かな席にしてもらえないか、職場の人に相談してみましょう。なお、コピー機やエアコンの近く、人の出入りが激しい入り口付近の席、外の騒音が聞こえてくる窓際の近くは雑音が入りやすい場所です。

また、応急処置として、受話器を当てている耳とは反対側の耳をふさぐ方法もあります。逆の耳から頭の中に入ってくる雑音を減らすだけでも聞き取りがよくなることが多いものです。

私はこうして対策しています!

- 電話対応は、人が出払っていて、静かなときだけ、とさせてもらっています。
- 静かな場所に移動できるときはそちらに移動。テレビの音や音楽が流れていたら、音声を消して話します。
- 片耳をふさいで電話応対をします。

解決方法4　スマホで話す場合は、イヤホンを着用する

スマホ通話を聞き取りやすくするには、イヤホンを活用するのもおすすめです。これは、解決方法3でも紹介した片耳をふさぐ方法とメカニズムはほぼ一緒。イヤホンの使用により余計な雑音が入らず、電話の声が聞き取りやすくなるからです。イヤホンを装着することで、スマホの通話音がクリアに聞こえます。電話に限らず、オンライン会議やテレビをみるときも、イヤホンを付けると音声が聞き取りやすくなります。

ただ、電話から聞こえてくる音が雑音まみれでは、聞き取りが難しくなります。電話をしてくる相手が親しければ、「電話はなるべく雑音の少ない場所からかけてもらう」「音を拾いやすいマイクを使用してもらう」と、お願いしてみるのも手です。

私はこうして対策しています!

・親しい相手には、「電話してくるときはワイヤレスのイヤホンではなく、できれば有線のイヤホンやヘッドセットで」とお願いしています。これはワイヤレスイヤ

ホンだと音を集音するマイクが耳のところにあるため、声が少し遠くなるからです。そのため周囲の雑音も入りやすくなり、これが聞こえを妨げます。

一方、有線のイヤホンやヘッドセットの場合は、相手の口から首あたりにマイクがついているぶん、聞き取りがよくなります。それが難しければ、周囲の雑音を拾ってしまうスピーカーモードは避けて、スマホを受話器のように耳に当てて話しかけてもらうようにお願いしています。

- スマホ通話は、原則聞き取りに集中できるイヤホンマイクを使用します。
- オンライン会議のときもスピーカーにせず、イヤホンを使って聞こえを上げています。
- 『Loop Engage（ループ エンゲージ）』という耳栓を付けると、電話越しの声が聞こえやすくなります。

ほかにもこんなふうにして電話の困った！ を乗り切ります

- 電話の場合は相手を不愉快にさせない程度に復唱しています。
- 電話はスピーカーにして、誰かと一緒に音声を聞いてもらい、聞こえなかった部分をその人にフォローしてもらっています。

・「私の耳が悪いので、もう一度言っていただけませんか？」とお願いをしています。
・仕事相手には事前に聞き取りにくいこと、聞き返すことがあることを伝えています。
・どうしても頭文字が聞き取れない場合は、「あいうえおの『う』ですか？それとも、まみむめもの『む』ですか？」などと確認しながら聞いています。

知っておくと便利！　フォネティックコード

音質の悪い電話対応で間違えやすい、子音の聞き取り。「松田さん」なのか「増田さん」なのか、「佐藤さん」なのか「加藤さん」なのか、判然としない場合に活用したいのが、フォネティックコードです。無線通信用に考えられたもので、言葉の確認に役立ちます。例えば、「英語の『え』の『江藤さんですか？』」と聞いて確認することができます。

また、フォネティックコードにはアルファベット対応もあります。メールアドレスを聞くとき、「m」と「n」、「c」や「e」などはとても似た音で、聞き間違えやすいものです。あらかじめ表をつくっておき、すぐに取り出しておけるようにしておくと便利かもしれません。一字一句聞き直すのは手間がかかるかもしれませんが、聞き間違えを防ぐ有効な方法です。

テレアポなど電話対応が主となる仕事について

L・iDであれば、テレアポやコールセンターのような電話対応が中心となる仕事はストレスや疲れを感じやすいので、頑張り過ぎないように自分をケアしましょう。**仕事を選ぶときは自分の適性を考えることは大切ですが、聞き取りはひとつの特性で、仕事の向き／不向きを決定づけるものではありません。**

とはいえ、もし今までの内容を読んで、自分はL・iDだから電話対応が苦手なのかもしれない……と感じたのであれば、電話対応が少ない部署に変えてもらえないか相談したり、苦手な電話対応の代わりに自分ができる仕事を増やしてもらうなど、自分にできることを提示するのも、自分が疲れず、かつ職場で円滑な人間関係を築くうえでも必要なことです。周囲の人と相談しながら、お互いがベストと思う状況を見つけていきましょう。

フォネティックコードの例

和文通話表(フォネティックコード)の一部				
ア 朝日のア	イ いろはのイ	ウ 上野のウ	エ 英語のエ	オ 大阪のオ
カ 為替のカ	キ 切手のキ	ク クラブのク	ケ 景色のケ	コ 子どものコ
サ 桜のサ	シ 新聞のシ	ス スズメのス	セ 世界のセ	ソ そろばんのソ
タ 煙草のタ	チ ちどりのチ	ツ つるかめのツ	テ 手紙のテ	ト 東京のト

CASE⑤　テレビの音声が聞き取れない

テレビのような電子機器から流れてくる音は、音質が悪く、聞き取りづらいものです。入れ替わり立ち代わり話す人が変わるドラマは、セリフを追うのが一苦労なこともあります。聞き取りを少しでもよくしようと音量を上げると、聴覚過敏を持つ人は、うるさく感じることも……。

音声が聞き取れないときは、CASE4の解決方法4「スマホで話す場合は、イヤホンを装着する」と同様、イヤホンをすると聞き取りがよくなります。ほかにもテレビならではのこんな方法があります。

解決方法1　字幕を付けてみる

テレビを見るとき、活用したいのが字幕機能です。ほとんどのテレビはリモコンで字幕モードが選べます。

ニュースのような生放送は、字幕機能が追い付かないためずれが生じ、逆に字幕が煩わしく感じることがありますが、ドラマの字幕は登場人物に合わせてオンタイムで表示されることがほとんどのため、ストレスを感じずに鑑賞できます。

字幕機能は、テレビだけでなく、ネット配信の番組、YouTubeでも表示することができます（生放送など字幕機能のずれが生じるものもあります）。使用している機器によって異なりますが、多くは「設定」ボタン（歯車のマークである場合が多い）で、字幕ON／OFFを変更できるようです。

私はこうして対策しています！

・テレビや映画は、邦画でも字幕付きでみています。
・バラエティは強調したい言葉が字幕で出てくれるので、逆に観やすいです。

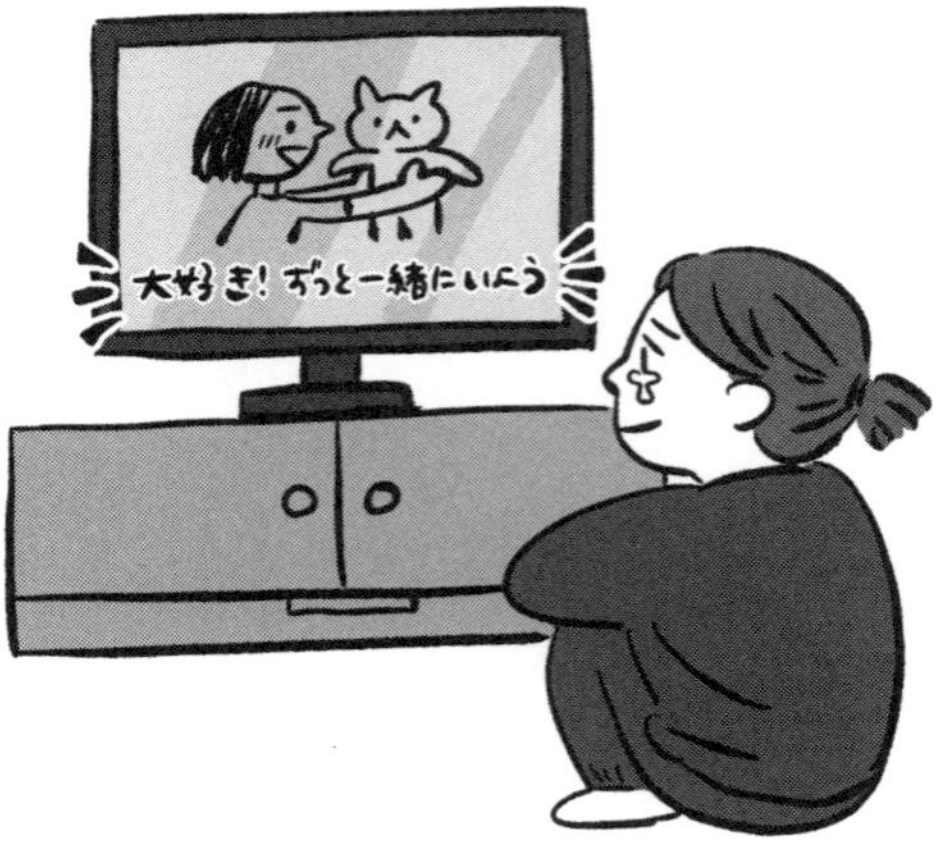

解決方法2　わからなかった部分は巻き戻す

ドラマなどは録画をしておき、聞き取れなかった部分は巻き戻して、繰り返して観ている人もいます。テレビ番組なら録画をする必要がありますが、最近ではネット配信サイトも充実しており、NHKプラス、TVer（ティーバー）などは一定期間であれば、録画をしなくても繰り返し視聴することが可能です。

配信サイトは、テレビをインターネット回線につなぐ、あるいはPCやタブレット端末を使用することで視聴できます。字幕機能を表示しつつ聞き取りが難しい音を繰り返して聞くことで、聞き取る訓練にもなります。

私はこうして対策しています！

- 映画やテレビ番組はPCやタブレットで観賞。有料チャンネル、見逃し配信等で字幕を付けたり、聞き取れなかった部分を戻して再生したりしています。
- ドラマは録画し、何度もセリフを聞き直しています。
- 配信授業なども、巻き戻しできる動画だと理解しやすいです。

ほかにもこんなシーンで視覚情報を頼りにします

車や電車の音、人の話し声、アナウンス、BGMなど、さまざまな音があふれている外出先。押し寄せる音の情報から、自分が聞きたい音だけを選ぶことはなかなか容易ではありません。そんなとき、当事者のみなさんが頼りにしているのが、視覚情報です。街中でこんな視覚情報を頼りにしていました。

・駅や車内のアナウンスを聞き取るのが苦手なので、アナウンスよりも電光掲示板や案内表示が頼りです。携帯で乗換案内など常に画面に表示させて、間違えないよう何度も確認しながら目的地に向かいます。

・電車の到着を知らせてくれる『到チャック』というアプリが便利です。電車到着の予定時刻にアラームを設定しておきます。ただし、音が鳴ると困るので、スマートウォッチの手首タップ音のみを設定しています。

・病院の呼び出しを番号で画面に表示されるところに変えました。それがない病院では事前に受付などに話をして、目の前に来て声かけをしてもらう、または肩をたたいて呼んでもらうようにしています。

CASE⑥ そもそも雑音下にいるのが苦痛

Ｌ・ｉＤは聞き取りたい音も雑音も同じように拾ってしまうため、雑音下が苦手、という人がとても多いのです。誰もが、騒がしい場所や複数の会話は苦手だと思いますが、とりわけＬ・ｉＤの場合、頭の中は音でいっぱいになってしまうため、通常とは比較できないほどのストレスを感じてしまいます。

また、Ｌ・ｉＤの聞き取りが悪い原因のひとつに聴覚過敏があります。

聴覚過敏は、Ｌ・ｉＤのすべての人がもつ症状ではなく、ＡＳＤ傾向がやや強い人に多い印象です。聴覚過敏があると、特定の音（咀嚼《そしゃく》音、ビニール袋のカシャカシャ音、金属音、極端に低音の男声、キーンという音など）が気になったり、通常の音量レベルの会話が煩わしく感じたりすることがあります。

次から次に入ってくる音の情報で脳を疲れさせないためには、物理的に耳をふさぐ、耳栓をする、イヤーマフを付けるなどの方法も有効です。今回のアンケート調査でも、聞こえの対策でもっとも取り入れられていたのが、ノイズキャンセリング機能を搭載したイヤホンや耳栓の使用でした。

解決方法　ノイズキャンセリングイヤホンを使う

雑音を抑えるために使えるのが、耳栓やノイズキャンセリング機能があるイヤホンです。物理的に耳をふさぐため、人の声まで小さくなって話が聞き取りづらくなるデメリットはありますが、雑音を遮断してくれるので、聴覚過敏の人だけでなく、騒音を煩わしく感じる人のストレス緩和に役立っています。

通常の音楽を聴くために使われる高機能のイヤホンには、ノイズキャンセリング機能がついているもの。音楽をかけない状態でイヤホンを装着するだけで煩わしい雑音をカットできます。

ただし、イヤホンを付けていると「音楽を聞いて仕事をさぼっている」、と勘違いされる場合もあるので、職場や学校で使用するのであれば、周囲に説明し、理解を求めましょう。また、運転中では危険行為とみなされることもあるので、装着のタイミングには注意が必要です。

私はこうして対策しています！

・店員さんとのやりとりでは、無線イヤホンマイク「AirPods Pro」の外音取り込み機能を使っています。イヤホンをしてある程度音をふさぎつつ、外の音がまったく遮断されることのないような状態になります。
・職場では「AirPods Pro2」を装着。「環境音除去」と「会話強調」の機能を使っています。それ以外にも細かく設定ができるので、自分の聞きやすいように設定しています。雑音が除去されることで、雑音に言葉がかき消されることがなく、とても聞こえやすくなります。
・学校や外出時は、ＥＬＥＣＯＭのノイズキャンセリング機能付きイヤホンを、オーディオ機器と接続せずに使用できる、デジタル耳栓モードで使用しています。
・「ＡＮＣイヤホン」を使っています。

耳栓や集音器もおすすめ

・スウェーデン製の騒音低減耳栓「ディーバ」を使用
・ノイズキャンセリングタイプの耳栓を着用する

・外出先で食事をするときはノイズキャンセリング付きイヤホンだと咀嚼音が響いて不快なため、雑音も抑えられ、人声が聞き取りやすい耳栓をアレンジして使用します。耳栓は「コーケンNo．1」に2ミリ程の穴を開けて使用しています。落下防止対策として、紐の中央にクリップやピンを付けています。さらに補助具としての使用だとわかるように、ヘルプマークをほどよいサイズに縮小したものでカバーしました。

・ターゲットフォーカス付きの集音器を利用しています。

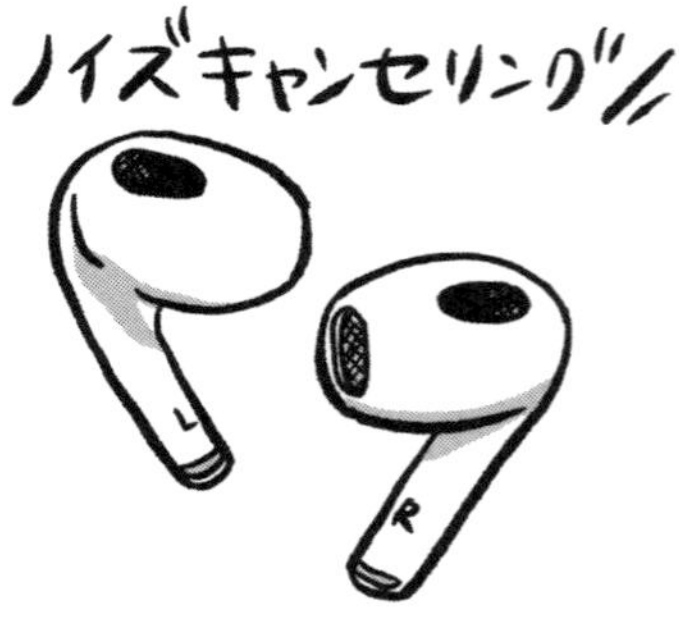

第4章

おうちでできる
トレーニングと、
助けてもらうための方法

Ｌ・ｉ・Ｄは〝進行〟しない

研究途上のＬｉＤですが、第2章でも説明したように原因の多くを占めるのは、生まれもった脳の特性だと考えられています。脳がもつ認知機能の偏り、いわばクセにより起こることが多いため、心因性でない場合は治療法のある病気とはいえません。

一般的な病気との大きな違いは、ＬｉＤには進行性がないこと。もちろん加齢によって耳の聞こえが悪くなることはありますが、それは老化現象のひとつで、ＬｉＤをもつ人だけに起こりうるものではありません。

脳の認知のパターンは特性やクセでもあるので、今より悪くなることもありません。逆に言えば自分の脳が得意とする機能を働かせて足りない部分を補完したり、苦手な部分を知って工夫や訓練を重ねたりすれば、聞き取る「力」は弱くても、聞き取る「状況」をサポートすることができます。

自分でできる主なことには、聞き取りやすいよう環境の改善を図る、聞き取りを助ける機器を用いる、語彙力や推測力アップのトレーニングをする、などが知られています。

第4章ではそれらを中心に、耳や脳の機能をサポートするひとつの選択として、服薬についても解説しています。

また、みなさんの頭に置いておいてほしいのが、「自分でできる対策を積み重ねても脳の認知機能の偏りは変わらず、努力だけではどうにもできないことがあるのがＬｉＤだ」、ということです。

どんなに頑張ったとしても、聞き取れない状況は生じますから、親しい家族や友人と円滑なコミュニケーションをとるためにも、仕事を支障なく行うためにも、**自分ひとりで背負い込まずに、周囲の人たちにＬｉＤの特性を伝え、協力してもらうことが大切です。**

聴覚の問題は外からわかりにくいだけに、聞こえない状況を相手に理解してもらうことは簡単ではない部分があります。相手との関係性によっては、どう伝えていくか悩んでしまうことも多いでしょう。

正しく理解してもらうには、感情的にならず、できるだけ具体的に「困っている」「協力してほしい」ことを伝える工夫が必要になります。そんなときに使える声かけの方法ついても紹介します。

自分の特性を前向きに受けとめる

環境の改善を図ったり、聴覚を助ける機器を使ったり、語彙力や推測力アップのトレーニングをする前にやってほしいことがあります。それは自分の意識や認知のパターンを変えることです。

「聞き取りが困難なのは、自分のひとつの特性だ」と受け止めたうえで、自分の特に苦手な状況を知り、どんな対策をとれば自分は困らないか、前向きに考える意識の変革が、自分を取り巻く環境を変える第一歩になります。

実際に当事者会の中には、L・iDである自分を受け止め、症状をオープンにし、具体的にお願いごとを伝えたことで周囲の理解が進み、今は楽しく過ごしていると話す方もいます。

L・iDの方の中には、話を聞き取れないことで、人間関係においてつまずきを繰り返してきた方も多いことでしょう。何度も話を聞き返して相手をあきれさせたり、困らせたり、聞き間違えによって失敗をしたり……。怒られたり、笑われたりしたことで、自己肯定感が低くなってしまった人も少なくないはずです。

中には、「どうせ話をしてもよく聞き取れないし、相手もわかってくれないから……」「疲れるから人と会いたくない」と、他人と関わることをさけ、人との付き合いに対して消極的になってしまう人もいます。

これはネガティブになってしまったＬｉＤの人にありがちな思考パターンです。無理をしたり、ガマンを続けたりするのは、心にもよくありません。

しかし、状況を変えていく方法はたくさんあります。前向きな取り組みで、よりよい環境をつくっていきましょう。

まずは聞き取りにくい状況を変えてみる

Ｌ・ｉＤの方が共通して抱えている聞こえづらい状況に「騒がしい場所」がありま す。騒がしい場所では誰もが会話を聞き取りづらくなりますが、Ｌ・ｉＤの方ならなおさらです。

とくにＬ・ｉＤの場合、騒音と相手の声が同等に聞こえてしまったり、頭の中でさまざまな音が混じり合ったりするため、騒音下での会話の聞き取りは困難になります。

聞き取りをよくするには、シンプルに騒がしい場所をさけること。そして、少しでも人の話が聞き取りやすい環境を確保することです。

プライベートで人と話をするときは静かな店を選ぶ、家族と会話するときはテレビやラジオ、ＢＧＭなどの音は消す、生活音を抑えるためにリビングのイスや机の脚にカバーをつける、電話をするときは静かな場所に移動する、セミナーでは前の席に座る、会議に参加するときは司会進行をする発言者の近くに座るなど、少しでも雑音に邪魔されない環境に身を置くことで、聞き取りがグンと楽になります。

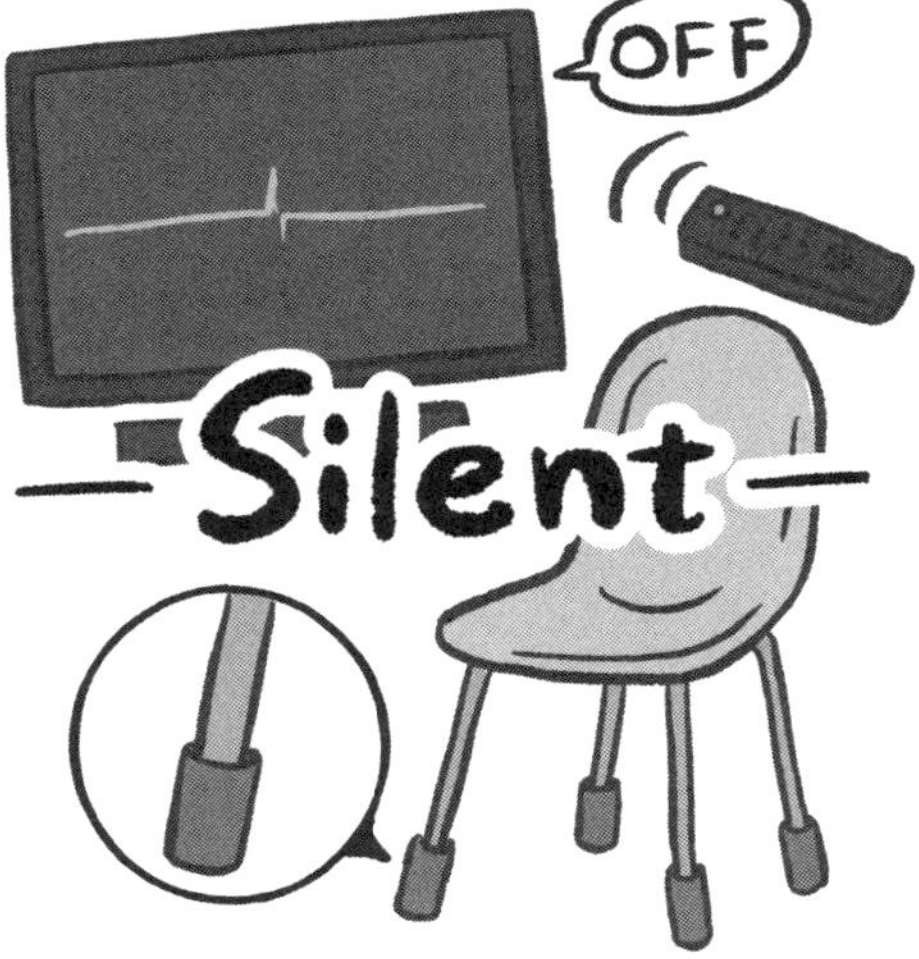

聞き取りを助ける便利アイテム

Ｌ・ｉＤの人が苦手とするものに、「複数人で話をしている状況」と「長い会話」があります。

特に「聴覚情報だけに頼った会話では、途中から話の内容が理解できなくなる」という声が聞かれます。

その代表的なシーンがグループワークのあるような授業やディスカッションが盛んな会議です。特に意見を交わす場は複数の声が混じり、理解が追い付かなくなることも少なくありません。

そんな授業や会議における聞き取りづらい状況を助けてくれるのが、聞こえを助ける補助具です。もっともメジャーでＬ・ｉＤの人たちも利便性のよさを感じているのが、「ロジャー」です。

ロジャーは話し手に送信機（マイク）をつけてもらい、聞く人が耳に受信機を装着するデジタル補聴援助システムのこと。話し手の声だけを耳に届けるため、セミナーや授業など話し手が特定しているシーンでは役に立つ機器です。複数人が参加するグループワークや会議用に、360度から音を拾う送信機もあります。

送信機を話し手の首からぶら下げてもらったり、会議の机の上に置いたりすることで聞こえが格段によくなることが多いのです。

ただ、①話し手に送信機の使用の許可をとるのが難しい、②高額である（約13万円）、③授業などがない大人の使用では思ったほど効果を感じない、などの理由により、残念ながら普及はいまひとつです。使える状況にありながら、ご存じなかった方には、ぜひ一度検討していただければと思います。

また、音の聞こえを補助する機器といえば補聴器が有名ですが、補聴器は単純にあらゆる音を増幅して聞こえをよくする装置です。近年では小さな音を大きくし、大きすぎる音は小さくし、雑音はカットするなど高機能なものも増えましたが、もともと聴力は正常なのがＬｉＤです。補聴器では音をうるさく感じてしまう人も多いようで、使用の効果は個人差が見られます。ただし、補聴器のノイズキャンセリング機能が効果的に感じる人はいるようです。

ロジャーも補聴器も、高額ですから購入前はトライアルで自分に合っているかどうか、十分検討をしましょう。なお、購入の相談は、補聴器専門店でできます。

ノイズキャンセリング機能の上手な使い方

LiDの方にたびたび見られる症状が、聴覚過敏です。周囲にあふれるさまざまな雑音は、脳の働きによって適度な音量に調整されているのですが、**LiDの中には必要以上に音を拾ってしまい、洪水のごとく音が耳に流れてくるため普通の人が耐えられる雑音が耳障りに感じてしまう人もいます。**これが聴覚過敏です。

聴覚過敏を併せ持つ人は、雑音で聞きたい声がかき消されるというよりも、雑音そのものが大きく聞こえてしまうため、聞き取りが低下するようです。

第3章でご紹介したようにすでに多くの当事者の方が使用していますが、聴覚過敏への対策は、ノイズキャンセル機能付きのイヤホンが便利です。

最新の一般的なイヤホンの多くはノイズキャンセル機能が付いています。これは本来、音楽をよりクリアな状態で聞くために付けられた機能です。聴覚過敏が気になるときは、音楽プレイヤーに接続せず、イヤホンだけ単独で使用する方が多いです。ワイヤレスや首掛けタイプなど種類も豊富なので自分に合ったものを選びましょう。

ノイズをカットするには、デジタル耳栓も便利です。デジタル耳栓は、騒音が多い環境でも人の呼びかけやアナウンス、着信音といった必要な音だけを聞き取れるアイテム。状況に応じて遮音レベルを調節してくれる機能がついたものだと聞こえを邪魔しません。

また、アナログな方法ではありますが、イヤーマフ型のヘッドホンを付ける、耳栓をするなど物理的に外からの音を遮断することが有効です。単純ですが、とっさにできる方法として耳をふさぐ方法もあります。ただ、耳に入ってくる音すべてが小さくなってしまうので、聞きたい音も取りもれてしまうことがあります。タイミングには注意を払いましょう。

LiDの場合、人の話を聞こうと神経をすり減らしてヘトヘトになっています。**耳を休めるだけでなく、心を休める意味でも、聴覚過敏が併存している人は、これらのアイテムを上手に活用していきましょう。**

ただし、イヤホンやイヤーマフ型のヘッドホンなど装着していることが外からわかるものは、音楽を聞いているように見えるため、仕事中につけるのをためらわれる人もいます。周囲に誤解を受けないためには、「聴覚過敏保護用シンボルマーク」を表示するのもひとつの手です。

ドラマでも話題の音声変換アプリが大活躍！

聴覚障害を題材にしたドラマでも話題になりましたが、会話の音声を拾って文字に変換してくれる音声アプリもあります。「YY文字起こし」「UDトーク」、「Google音声文字変換」、「こえとら」などが有名です。音声をそのまま文字にしてくれるので、聞き取りができなかったときの補助に役立ちます。

LiDの場合、ワーキングメモリや処理速度が遅いことも聞き取りが低下する原因と考えられています。**スピードが速く、長い会話ほど音声だけでは理解が追い付かないことがありますが、視覚情報にすると頭に残りやすくなることが多いです。**

相手の滑舌が悪かったり、騒音の多い場所だったりすると、誤変換が多くなったり、また変換にタイムラグも生じるためどんな状況でも万能というわけではありませんが、最近ではアプリの精度も向上しています。何より無料で使えるものも多いため、試してみる価値は大いにあります。

『3分クッキング』を書き取る練習方法

聞き取るのが苦手であっても、訓練をすることで、聞き取るのが得意とまではいかなくても、慣れることができます。

聞き取りを向上する訓練でおすすめなのは、聞いた内容を書き取ること。ただし、外国語のようにまったく知識がないものだと、聞き取る以前に言語が理解できません。訓練は、なるべく話の見通しが立つ、わかりやすい会話から始めましょう。

弘前総合医療センターの言語聴覚士、山田大介先生のおすすめは、テレビ番組『3分クッキング』の書き取りです。ＬｉＤでないとしても、未知のものを聞いて書き取るのは疲れるものですが、料理の手順は映像を見ながら想像しやすいので、書き取りの初心者にはうってつけ。「ここで△の○を××めます」としか聞こえなかったとしても、手順を見れば「ここできのこを炒めます」と言っていることが想像できます。また、3分という短時間も訓練にちょうどよいのです。

ワーキングメモリが弱く、処理速度が遅い方ほど、聞きながら文字を書く作業は、会話が長くなるにつれ難しく、疲れることもあると思います。ですが訓練によって、聴覚に関わる「聴覚野」や「ウェルニッケ野」だけでなく、脳の大規模なネットワークの相互作用が高まり、言葉を理解する力や聞き取りの向上が期待できます。あきらめないで続けていきましょう。

聞く内容に迷ったら、アニメやドラマなど自分が興味をもっている分野を選んでもいいですね。お気に入りのパーソナリティのラジオ番組、ストーリー性のある朗読CDなどもおすすめです。

「聞きたい」という意欲が湧き、その好奇心が脳を刺激します。

ユニークな試みでは、小渕千絵先生が紹介している、サザンオールスターズの歌詞を聞き、書き取るトレーニングがあります。桑田佳祐さんは、日本語を英語のような発音で歌うため聞き取りづらいように感じますが、歌詞を見返しながら繰り返して聞くうちに耳が慣れ、なんとなく言葉を聞き取れるようになるようです。サザンオールスターズに限らず、自分の好きなアーティストを選んでみましょう。

訓練を重ねていくと、聞こうとする集中力や注意力、持続力、短期記憶が鍛えられるだけでなく、会話の推測力を育てることにつながります。

聞き取る力の訓練は積み重ねが大切で、一度や二度では効果が表れないかもしれません。また、ここで紹介した聴覚トレーニングは確立された方法ではなく、すべての人に効果が表れるとは限りません。

それでも、あきらめずに訓練を続けていれば「聞く」ことに対する苦手意識は薄れてくると思います。

今までは「聞き取りが苦手……」と後ろ向きになっていた人も、「話を聞こう」という意識に変わり、聞き取れる部分が増えてくれば、それが自信につながり、聞き取る力にもプラスに働くのではないでしょうか。ぜひくじけず、楽しみながら書き取りをしてみてほしいと思います。

読み書きが得意なL・iDにうってつけの訓練

知っている言葉を増やし、適切に使う言葉を選ぶ力のことを「語彙力《ごいりょく》」、会話の流れから単語などを予測する力を「推測力」といいます。

L・iDにとって、この語彙力・推測力は会話を助ける大切な要素です。これらの力を上げると、仮に話の聞き取りに穴抜けがあっても、前後の文脈から会話を推測できるようになります。これは、さまざまな英単語を知っていると、ヒアリング能力が上がることと似ています。自分が得意とする方法で能力を高めていきましょう。

語彙力や推測力を上げる代表的な方法は、本や新聞を読むこと。さらに新聞やネットニュースを読んだうえで、テレビのニュース番組を視聴し、蓄えた言語を聴覚と結び付けるのも効果的です。アナウンサーが読み上げる原稿の聞き取りも上がり、理解もしやすくなると思います。

本や新聞を読むだけでなく、読んだ内容を要約して誰かに説明すると言葉の理解力が深まり、これもよい訓練になると思います。できることからチャレンジしてみましょう。

とはいえ、書き取りだったり語彙力アップだったり、お勉強的な訓練が多いと疲れてしまうかもしれません。そこで、実際にＬｉＤの方たちが日常的に行っている語彙力＆推測力アップの工夫をご紹介します。

即実践できる！　語彙力アップの工夫

当事者会の方たちは相手との会話に困らないように、こんな工夫をしていました。

語彙力を上げる工夫

- 会話はほぼ聞き役に回っています。部分的に聞こえてくる会話の内容で何の話かを判断し、聞き役に徹している間は、会話に関する情報を頭から引き出し、いつでも出せるように準備しています。また、新聞やテレビやラジオのほか、スマホやＰＣでさまざまな知識や情報を収集しています。特に新聞は自分の興味のないこともいろいろ掲載されているので、目についた記事などは読むようにしています。

・自分が聞き取った言葉が、そのときの話題からずれている場合は、聞き間違いのケースが多いので、聞き取った言葉と似た音の言葉を脳内で検索して、合致するものを探しています。

推測力を上げる工夫

・看護師をしています。自分の専門領域に関しては話の大枠はわかっているので、聞き取れなかったフレーズの前後の文脈で予測しています。また、仕事柄患者さんの気持ちを察することが自然と身についているのも、推測力を助けているかもしれません。

・留学生教育に携わっているため、外国の方とよく話をします。相手にとって日本語は外国語なので、言いたいことが十分に表現できないこともしばしば。そのため相手が言おうとしていることを汲み取ったり、私の推測が正しいか確認したりするやりとりが日常的に発生します。そのようなやりとりは、日本語が母語の方とのやりとりでも行っている自覚があります。「～ということですか？」「～ということですね」など、相手が言ったことを別の言い方で繰り返して確認する習慣がついているのも、言語力を高めることにつながっていると思います。

言葉が穴抜けで聞こえることも多いＬ・ｉＤの方は、前後の会話や事前の予習から抜け落ちた言葉を推測することを日常的にしているようです。その力も、日々積み重ねている語彙力の上に成り立っています。

聞き取りが苦手なＬ・ｉＤですが、読み書きは得意な人が多いです。仕事以外にも興味の幅を広げ、楽しみながら語彙力・推測力を上げていきましょう。

「聞く力」、リスニング・エフォートとの付き合い方

これまでにもお伝えしていますが、聴力以外を総動員して聞く力のことを「リスニング・エフォート」といいます。

ただでさえLiDの方は、相手の人に迷惑をかけたり、自分が困ったりしないようにするため、話を聞き漏らさないよう、聞くことに集中しています。

ところが、もともと脳の特性で、注意力や集中力の維持が難しいのも、多くのLiDの方が抱える悩みです。長い話を聞くのは骨が折れます。**例えるならば、普通の人が10のエネルギーで聞けるところを30のエネルギーをかけないと、言葉を取りこぼしてしまうのです。**

仕事の指示や大事な会議、授業などは、特に集中して聞かなくてはならないと気を張っています。何気ない会話に比べると聞き逃していけないことばかりですし、本人もそれがわかっているので真剣です。

しかし、人間の集中力はそう長くは続きません。ただでさえL・iDの人は、聞くことにエネルギーを消費しているので、脳は疲れやすいのです。話を聞いている途中に強烈な眠気に襲われることがあります。

結果、パソコンが熱暴走をしてシャットダウンするがごとく、急に電源が落ちたように眠りこけてしまう……そんな人も少なくないのです。

周囲は、そんなL・iDの人を見て、「大事な話をしている途中なのに居眠りしているなんて、度胸があって大物だな」「もっと真剣に話を聞けばいいのに」と半ばあきれ気味なのかもしれません。

しかし、それはまったくの誤解です。

リスニング・エフォートには限界があり、聞く努力をすればするほどエネルギーを消費してしまいます。つまり、真剣に聞く努力をしているから、居眠りをしてしまうことがあるのだと理解してほしいのです。

一方で、**L・iDの人は、バッテリー切れを起こさないよう、エネルギー配分を考えていきましょう**。時と場合によりますが、周囲の許可をとってボイスレコーダーなどの録音機器を利用し、大切な会話は後で聞き直すという方法もおすすめです。

状況がマッチすれば服薬もアリ

確実なＬｉＤの診断の際には、大人であっても子どもであっても、発達検査を行います。大人になってからＬｉＤと診断された人にはそう多くはありませんが、検査をしてみると実はＡＤＨＤだった、というケースがあります。その場合、考えられる対策のひとつに投薬があります。

よく用いられるのは、「ストラテラ（アトモキセチン）」です。神経伝達物質のノルアドレナリンやドーパミンのバランスを調整する作用があります。ＡＤＨＤの治療に使われる薬で、注意力を高める効果があります。

そして、もうひとつが「コンサータ（メチルフェニデート）」です。これは脳の中枢神経を刺激して、ＡＤＨＤの原因であるノルアドレナリンやドーパミンの不足を補い、多動性などを抑えます。また最近ではコンサータと同系統で、さらにこの2つの物質の分泌促進作用をもつ「ビバンセ」も出すことがあります。

ＡＤＨＤでいえば不注意や多動性を抑えることで、聞き取る力を底上げできるという報告があります。発達検査でわかりやすい結果が出て、本人も困りごとを抱えている場合は、症状の強さによっては、投薬はひとつの選択になります。なお、投薬には主治医の判断が必要です。

意外と効くかも？　漢方情報

精神的なストレス、不安、落ち込みなどがあり、メンタル面がゆらいでいると、聞き取る力はどうしても低くなってしまいます。またそれがストレスを重ねることになり、不眠や体調不良を招き、さらに聞き取りづらくなる負のループを生み出してしまうことにもなりかねません。

こうした状況の改善に一役買ってくれるのが、漢方です。

漢方薬は、聞き取る力の障壁となる諸症状を和らげるもので、効果も緩やかです。そのため服薬していても「効いている！」という実感の大小があり、人によっては気休め程度にしかならないかもしれませんが、少しでも聞き取りをよくしたいと考える人は試してみる価値はあると思います。

私が、病院で処方する漢方薬には次のようなものがあります。

●**加味帰脾湯（かみきひとう）**：俗にいう、幸せホルモン「オキシトシン」を出す神経を活性化します。精神的なストレスや不安を感じやすい人、不眠に悩む人に処方される漢方です。

●**五苓散（ごれいさん）**：天気の悪い日は気圧などが不安定になり、それにより体調が思わしくなくなる人がいることは広く知られています。気候の変動で起こる体調の不調で有名なのが「気象病」です（次項参照）。五苓散は内耳の血流をよくし、体内の水分バランスを整える働きで、自律神経の乱れを整え、めまいや耳鳴りなどを抑えて聞き取りを助けます。

●**抑肝散（よくかんさん）**：疳《かん》の虫（かんしゃく）を抑える作用があるとされ、小児科医でも処方される漢方です。五臓（肝、心、脾、肺、腎）のうち、耳の聞こえに関わる「肝」の高ぶりを抑えて、イライラを落ち着かせたり、リラックスさせたりする働きがあります。

漢方薬は、薬局で市販されています。ここにあげた漢方で自分の状態に近く、気になるものがあれば、耳鼻科や薬局で相談してみましょう。

気をつけたい生活習慣とバイオリズム

当事者会の方たちにアンケートをとったところ、体調やメンタルで聞き取りづらさが左右される状況として、「疲れ」「寝不足」「ストレス」「緊張」がありました。**複雑なネットワークをもつ聴覚機能はとてもデリケートで、気圧の変化やストレス、疲労などの影響で聞こえが悪くなることは珍しくありません。**

人によっては、心身のコンディションの不調が、聞き取りの悪さに直結することもあるでしょう。

特にわかりやすく聞こえが悪くなり、誰もがうっかり重ねてしまうのが睡眠不足です。満足な睡眠時間がとれないとボーッとしてしまい、言われたことが頭に入ってこない経験はみなさんにもあると思いますが、睡眠不足は判断力を司る前頭葉にダメージを及ぼし、脳機能の低下を招きます。脳そのものが疲れてしまうので、「話を聞こう」とする意欲が落ちてしまうことも、聞き取る力を弱くする原因です。

また、睡眠不足が続くと気持ちが高ぶり、イライラしやすくなりますが、これは自律神経の交感神経が優位になるため。交感神経が優位な状態が続くと血流が悪くなり、これも脳の働きを低下させる原因となります。

とりわけＬｉＤの人は話を聞くときに、認知機能の偏りを補うために脳を必要以上に働かせ疲れさせているのですが、そこに睡眠不足によるダメージが加われば、聞き取る力が低下してしまいます。

聞き取る力を落とさないためには、規則正しい生活が何よりです。心身のコンディションも安定すればストレス耐性がつくので、心因性による聞き取りの低下を防ぐことにもつながります。

忙しい毎日、規則正しい生活を送るのは簡単ではありませんが、５分でも早く横になり、心身を休めましょう。

注意したい気圧の変化やバイオリズム

睡眠不足のほかに、気圧によって聞こえが悪くなることもあります。天気が悪い日、雨や台風が来る前など、気圧の変化で体調が悪くなることを「低気圧不調」といい、俗に「気象病」と呼ばれています。

耳の奥にある「内耳」には、三半規管など体の平衡感覚《へいこうかんかく》や聴覚に関わる器官が集まっているのですが、内耳が敏感な人は気圧の変化の影響を受けやすいのです。それにより自律神経のバランスが乱れやすくなります。

主な症状は頭痛やめまいなどです。耳の聞こえにも影響しますので、前項であげた漢方薬の五苓散を飲む、自律神経が乱れないよう睡眠をしっかりとることも、対策となります。

また、女性の場合は、生理周期が関係する場合もあります。月経前症候群（ＰＭＳ）が強く出る方の中には、耳が詰まったように感じたり、めまいや耳鳴り、頭痛に悩まされたりすることで聞こえが悪くなる人もいます。

ＬｉＤの直接的な原因ではありませんが、これも聴力が低下する一因で、聞こえに影響することを心に留めておきましょう。自分のバイオリズムを知っておくと、生理前はなるべく無理はしないなど、対応もできます。

もし、症状が重い場合は婦人科で相談することをおすすめします。

耳も心も意識的に休ませて

音があふれている環境にいると、聴覚過敏がある人でなくとも、耳や脳が疲れてしまいます。気分転換のため音楽を聞くのはいいですが、1日のうち数時間は、何も聞かない時間を意識的に設けて耳と脳を休ませましょう。

耳と同じくらい休めてほしいのが心です。聞き取れないことで、失敗したり、理解されなかったりして、心を傷めてしまうこともあるでしょう。

しかし、気持ちが沈んでいれば聞こえが悪くなることもあります。聞き取れないことをあまりネガティブにとらえずに、「まあ、いいか」と気楽に考えましょう。モヤモヤすることがあったら、自分一人で抱え込まず、誰かに話を聞いてもらうだけでも違います。友人や家族、カウンセラー等に相談してみましょう。

同じ悩みを抱える人たちが集まる当事者会の中にはオンラインミーティングを開催したり、LINEによるオープンチャットなどで交流を行ったりしている団体もあります。同じような経験をもつ当事者会の人たちに話をすることで、心はきっと軽くなるはずです。当事者会のアクセス方法は、巻末にて紹介しています。

最後に大事なEQ「思いやりの心」

突然ですが、「EQ」という言葉を聞いたことはありますか？

EQとは自分や相手の気持ちを理解し、適切に対応する能力を示す情動知能のことで、いうならば心のIQ（知能指数）のようなもの。もっと平たく身近な言葉で言い換えるなら「相手や状況を思いやり、察する心」というところでしょうか。このEQを測定して数値化したものを、EQS（情動知能スケール）といいます。

EQSの測定は、①自分の今の気持ちをとらえる「自己対応」、②他者と良好な関係を築き、維持するために必要とされる「対人対応」、③その場にいる人の立場や状況を判断する「状況対応」の3つの領域に分類されます。

EQSが高い人は、この3つの要素をバランスよく備えています。すなわち、自分の感情を含め、人の気持ちや自分を取り巻く環境を把握する能力に長けているということ。自分自身を客観的にみているため自分の強み／弱みについても心得ており、また**相手の気持ちも周囲の状況も汲み取れるため、仮に聞き取りが難しい状況であっても落ち込むのではなく、柔軟に対応します。**

仮に、相手に「ちゃんと話を聞いている?」と指摘されたときでも、腹を立てずに状況を素直に受け止めます。そのうえで自分がどう振る舞えばベストかを考え、「すみません、急に話しかけられると注意が向かないので、最初に私の名前を呼んでもらっていいですか?」、「耳があまりよくないので、できるだけ静かな場所で話してもらうか、大事な要件はメールで伝えてもらえると助かります」と伝えることができるのです。

そうすれば、周囲からの理解や協力を得られる状況につながりやすくなるでしょう。そして相手に自分の状況を理解してもらえるようになると、次からはコミュニケーションにおけるミスマッチも減らせ、仕事を滞りなく進めることができます(具体的なお願いの仕方はいくつかあります。それは次項で紹介します)。

相手にお願いする一方で、自分も相手に歩み寄る姿勢を見せていくこともいいですね。

「聞くこと以外の作業は得意なので、文字ベースの資料のまとめはやります」、「会議の音声録音を許可してもらえれば、議事録はこちらでつくります」など、「これだったらできる」と提示するのも歩み寄りの一例です。こうしたバランス感覚もEQが高い人は持ち合わせています。

EQを高める方法は数多くありますが、「日記をつけて自分の気持ちを振り返る」、「相手のいいところを探す」、「相手のことを注意深く観察し、背景や気持ちを理解する」などが知られています。EQが高まると、周囲からの人望も厚くなり、仮に自分が困ったときには手を差し伸べてくれるようになるでしょう。

ちなみに、EQとLiDの相関は現時点での研究では〝ある〟と言い切ることが難しいです。

しかし、研究結果から、若年層では聞き取りにおいて心理的な負担が少ないときほど、その場にいる人の立場や状況を判断し、柔軟に対応できる「状況対応」がうまくできていることがわかりました。**つまり、心理的負担を取り除くことは、聞き取り向上につながると期待されるのです。**思いやりの心をもち、相手への感謝を忘れずに接していれば、きっとストレスの少ない良好な関係を築けるはず。

まだまだ一般的な認知が十分とはいえないLiDだからこそ、周囲に理解してもらうためにも相手を思いやり、歩み寄る気持ちを忘れないようにしましょう。EQを高めることは、意外とあなどれないのです。

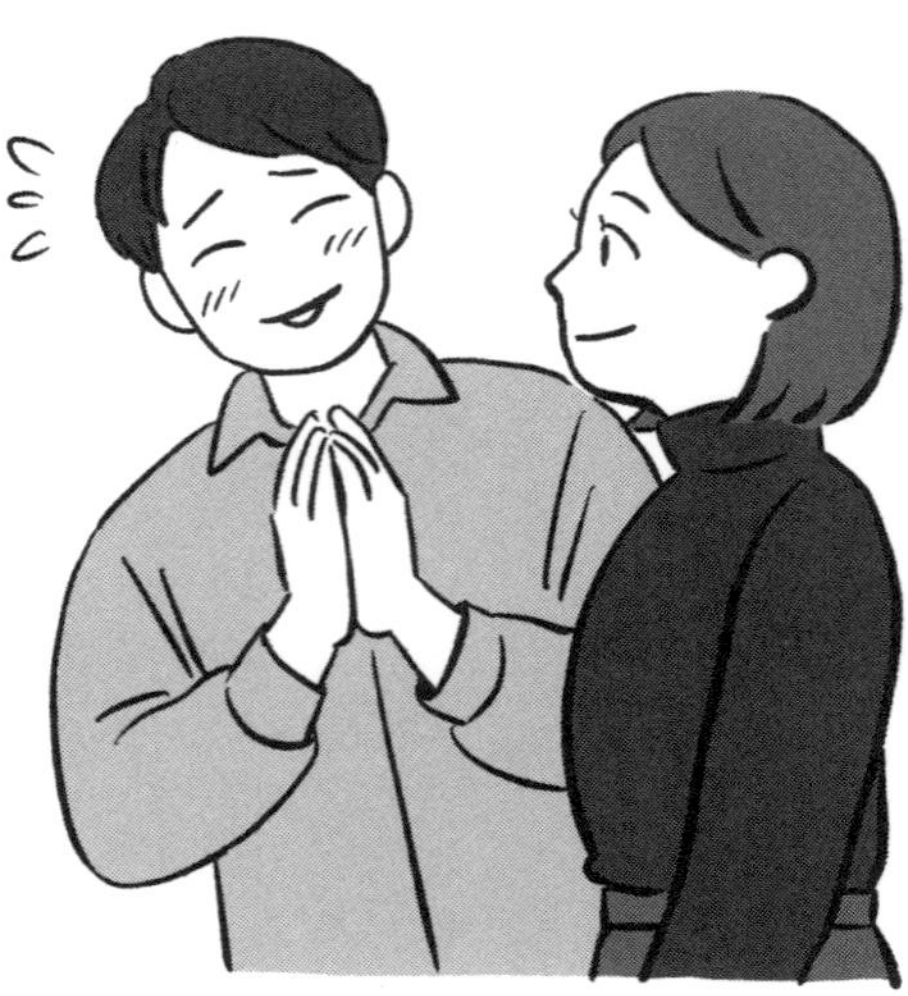

学校や会社でお願いできる魔法の声かけ

何かしら障害のある人に対し、適切な配慮をすることを「合理的配慮」といいます。これは２０１６年施行された「障害者差別解消法」に基づくもので、障害の原因や種類、障害者手帳の有無に関わらず、障害をもつ人から何かしら配慮を求められた場合は、負担になり過ぎない範囲で社会的バリアを取り除く配慮が求められるというものです。これまでは行政機関や公共の場に提供義務がありましたが、２０２１年より一部が改正され、２０２４年からは民間事業者にも「合理的配慮」が義務化されました。

つまり、**私たち一人ひとりが生活に不具合をもつ人に対して、少し助けてあげる必要があるのです。**

合理的配慮について考えることは、Ｌｉ Ｄのみならず、みんながよりよく働ける社会をつくるために大切なことです。

L・iDの方の聞き取る力が弱いのは、本人のやる気ではなく、脳の特性や心のトラブルに起因します。職場や学校などで、どうしても苦手な状況があることを理解、配慮してもらうには、できるだけ具体的にわかりやすく「困りごと」を伝えるといいでしょう。

まずは、自分は聞き取り困難なL・iDであることを理解してもらうことから始めましょう。相手がL・iDのことをよく知らない場合は、このように伝えてみるのもひとつの方法です。

私は「L・iD（聞き取り困難症）」といわれる症状をもっています。これは、聞こえてきた声や音を言葉として聞き取るのが苦手な症状です。聴力には問題がないため、声や音そのものを聞くことはできます。しかし、騒音がする場所、たくさんの人が会話する場所など、状況によって音声を言葉として聞き取りにくくなってしまうことがあります。

聴力検査には異常がないため、長らく認知されてきませんでしたが、近年では専門家による解明が進み、この症状をもっている人は、意外に多いことがわかってきました。ただ、現在のところ確立された治療法はないため、周囲のみなさんの理解が必要です。ご協力をお願いします。

L・iDについて知ってもらったうえで、自分の苦手なことと、周囲にどのようなサポートをお願いするか、なるべく具体的に伝えましょう。

シチュエーション別のお願い例を紹介します。

騒がしいところでの会話が聞き取れません

- うるさい場所だと話が聞き取れなくなってしまうので、なるべく静かな場所を選んで話がしたいです。
- コピー機やエアコンの動作音も聞き取りをさまたげるので、できれば静かな場所に席を替えてほしいです。

電話、PC、テレビなど電子機器を通した音は、聞き取りが悪いときがあります

・用件は電話ではなく、なるべくメールなどの文字情報で伝えてほしいです。
・電話対応の業務は聞き直しが多くなってしまうので、その業務から外してもらえるとありがたいです（視覚情報による業務は問題ありません）。
・オンラインでの会議や、テレビの視聴は字幕表示にしたいです。

大人数での会話になると言葉が混ざってしまい、聞き取りが難しくなります

・複数で話すときは1人ずつ発言してもらうと、聞き取りやすくなります。
・会議などでは、発言者の近くの席だと聞こえる場合が多いです。

耳からの情報だけによる指示を理解する、覚えておくことが難しい

・視覚化されると理解度が上がるので、メールやメモで指示してもらうと助かります。

離れた場所の音でも同じように拾ってしまうため、音が多い場所では、相手の話を聞き取るのが難しい

・大事な話をするときは、できる限り静かな環境でお願いします。
・聴覚過敏があるので、ノイズキャンセリング付きイヤホンの使用を認めてほしいです。

急に話しかけられると注意が向かず、聞き逃してしまう

・注意力が弱く、突然話しかけられると話を聞き逃してしまうので、話しかける前には名前を呼ぶか、軽く肩をたたいて教えてください。

早口や一度にワーッと話しかけられると、話の内容を理解できないです

・できるだけゆっくり、はっきりとした口調で話してください。複数人いるときは、声がかぶらないよう、１人ずつ話してもらうと助かります。

長い話になると内容が処理しきれず、わからなくなってきます

・長い話ほど、最初の話を忘れてしまいます。できるだけ話はコンパクトにしてもらうか、重要なキーワードは繰り返してもらえると、聞き取りが高まります。
・何かをしながら話を聞くのが苦手なので、メモをとりながら聞くのが難しいことも症状のひとつにあります。音声を文字変換するアプリや、後で聞き直すための録音機器を使用させてください。

マスクや衝立で、聞き取りが悪くなってしまいます

・できるだけ近くで話してもらうか、マスクを外して話してほしいです。マスクを外し、手ぶり身ぶりを交えて話してもらえると理解しやすくなります。
・衝立があると、話をよく聞き取れないので、衝立のないところで話してもらえますか。

これらはほんの一例で、聞き取りが悪くなる状況は人によって違いますし、職場や学校によっても対応が異なると思います。仮に、ＬｉＤについて理解や配慮があっても、聞き取る力には限界があるので、周囲へのお願いがゼロになることはないでしょう。

けれども周囲の理解や協力で、ＬｉＤの困った状況は大きく変わります。時間はかかるかもしれませんが、合理的配慮の話も含めて、互いにベストと思う着地点を見つけられるよう働きかけていきましょう。

もっとＬ・ｉＤへの理解が広まってくれれば……

Ｌ・ｉＤが報道番組に取り上げられたり、ドラマやマンガの題材になったりと、少しずつ知られてきました。しかし、一般認知度はまだまだ低く、支援の手は十分とはいえないのが現状です。

耳鼻科医であっても症状についての理解が及ばず、Ｌ・ｉＤの疑いがある方を診断できるところは、とても少ないです。

実際には、Ｌ・ｉＤは発達機能との関連が深いため、耳鼻科で聴力に問題がなかったとしたら、発達検査を受けるために心療内科の受診を促すなど、耳鼻科医と精神科医との連携が必要なのですが、実際にそれを行っているクリニックはほとんどないといえます。全国でもＬ・ｉＤ診断をしているクリニックは、私が知る限りごくわずかです。

Ｌ・ｉＤの診断は本来、医療機関で受けるべきものです。それが的確な支援に結び

LiDの診断はどこで受けましたか？
（回答数93件）

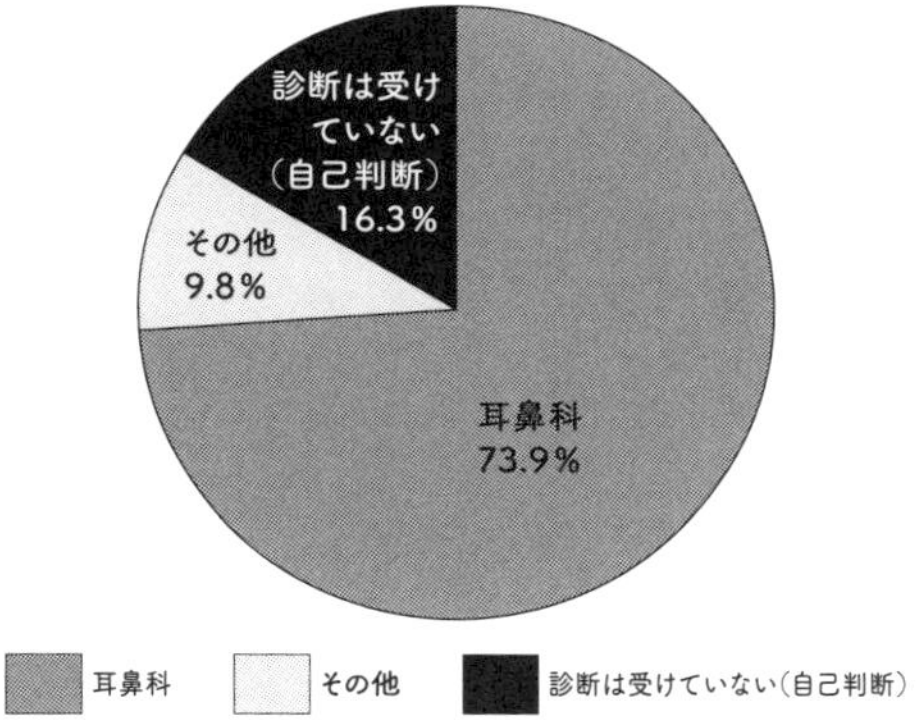

付く近道だからです。

しかし、医師の理解不足などの理由により正規の診断を受けられずルートからこぼれ落ちた方たちは、本書のような本を見て答え合わせをする「自己判断」で、話を聞き取れない自分を納得させていらっしゃいます。

このグラフは、LiDの診断について調べたものです。おおよそ16%の方が「自己判断」なのは、診断できる病院が見つからなかったことが大きいで理由す。

「困っているから病院に行ったのですが、そこでも理解されませんでした」、「聞き取り困難の話をしても、家族でさえも『話を聞いてないのはみんなそうだ』とスルーされ、理解されにくい症状だと実感しています。それに発達障害専門の病院でさえも完全にスルー。近くの精神科のクリニックでは、『L・iDのことは知っている』、その程度の理解でした」。

これがL・iD当事者の声です。

勇気を出して医療機関を訪ねても、医師側の理解が十分でない……。このこともL・iDの理解が遅れる一因となっています。

周囲に説明しづらい「聞こえ」の問題

世の中の理解が遅れているのは、医療側だけの問題ではありません。いわゆる発達診断がグレーゾーンの人や心因性の人は、聞き取れない問題が、騒音下や複数人での会話、一定の人物との間など限られたシーンにしか起こらないことが多くあります。そのため周囲からは「話は聞こえている」と認知され、当事者が「聞き取れない」ことを訴えても「集中力を欠いている」「気のせい」と片付けられ、放置されることも多いのです。

第3章でも紹介したように、L・iDの方は、聞こえの問題が起こらないよう日常生活を送る努力を重ねています。静かな場所に移動したり、「聞き取れない」ときがあっても、前後の流れで話の内容を推測したり、相手の口の動きを見たりして状況を理解して聞こえを補い、聞こえないときは「聞こえたふり」をして周囲に合わせています。

目に見えない聞こえの問題はやっかいです。**周囲もＬｉＤの困ったことが目に見えないため理解し難く、そのため問題が表面化しないのです。**水面下にはもっと多くの「聞き取りが難しい」人がいることを、多くの方に理解してほしいのです。

もっと耳を傾けてほしい、当事者たちの声

周囲の理解が不十分であれば、当事者本人も自身がＬｉＤであることを告白するのに二の足を踏むのは当然の流れでしょう。

当事者会の中には、明らかにＬｉＤであると医療機関で診断されているにも関わらず、職場の人に伝えてない人もいます。

職場で身近な人に相談しても、「ＬｉＤと言わない方がいい」と諭され、責任者には言わずに働いている方もいました。

学校や職場で、LiDのことを話していますか？
（回答数93件）

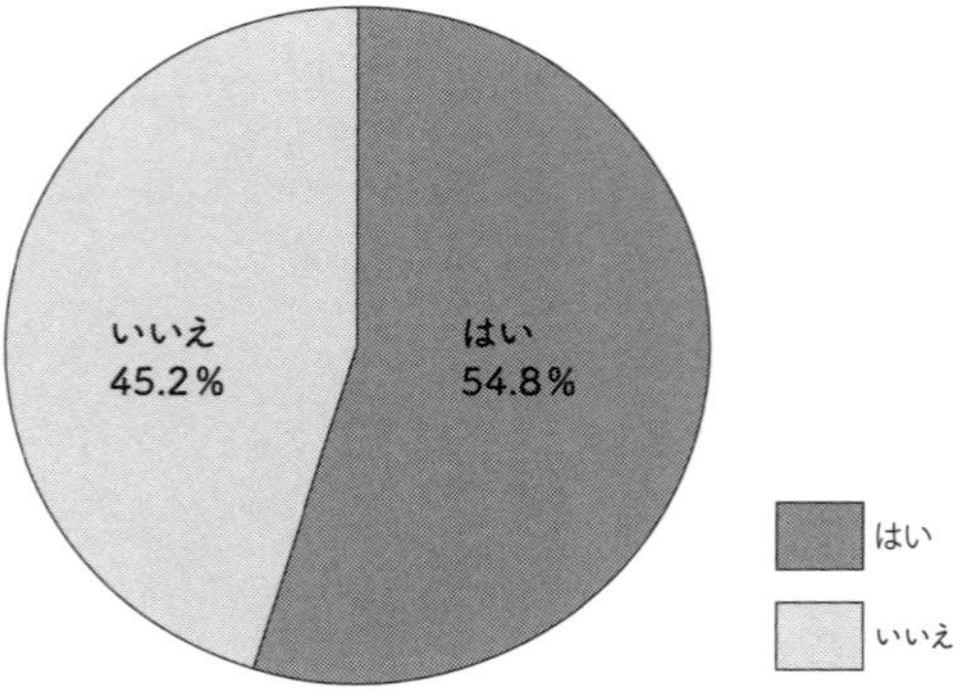

「自分はＬｉＤである」と告白できない当事者はとても多いのです。

　仮に勇気を出して伝えたとしても、伝えられた側も対処がわからない人がほとんどだと思います。

「ＬｉＤって何のこと？　治療で治るの？」と言われるのはまだいいほうでしょう。自分の困りごとを伝えて配慮を求めても、「本人の努力次第で解決するのでは？」と誤解されたり、仮に聞き取りが苦手だから電話を替わって欲しいと伝えたとしても「甘えやさぼりだ」と、片付けられたりすることもあると思います。

　理解されない恐怖に、人は口をつぐみます。そして「どうせ治療法がないのであれば、やり過ごすしかない」とあきらめる、そんな状況に苦しんでいる人もいることを知ってほしいのです。

当事者のある方は、言います。

「学校や社会で、L・iDで悩んでいる人がいることを知ってもらいたい。本人は不真面目なのではなく、むしろ聞き取りたくても聞き取れなくて困っているのを知ってほしい」。そして「症状の個人差が激しく、当事者以外に理解を求めにくいのも実感しています。せめて否定しないでほしいです」と。

L・iDの理解が広まれば、自分も周囲も生きやすい世の中に

世の中に理解を求めつつ、一方で私はL・iDの方にも、自分の症状に対する理解を深めてほしいと思っています。それが、症状と向き合い、気楽に付き合っていくためのきっかけになるだろうと信じているからです。

今は支援の手は十分ではないですが、自分が置かれている状況を改善していくには、まず自分がL・iDの症状について知り、受け止めること。

そのうえで困ったことに直面したときは、「どうすれば最善か」を考え、外にも働きかけていくこと。簡単なことではないと思いますが、**自分の症状に向き合うこと**

は、周囲の理解を進める第一歩となり、世の中を変えるひとつの力になると思います。

アンケートに答えてくれた、ある当事者の方のこんな声が、すべてを語っていると思います。

「人は、それぞれ苦手なことや得意なことがあります。L・iDもそのひとつと、多くの人に理解してもらうことが自然になるような時代が来て、周りの人に打ち明けやすい環境ができたらいいなと願っています」。

L・iDの認知度が上がれば、今までよりも医療機関での橋渡しがスムーズになり、社会や行政の理解が広まり、L・iDの人たちが今よりも生きやすい社会になるのではないかと私は確信しています。

聞き取りづらさがあるにも関わらず、頼れる制度がないL・iD。自分も周囲も、双方認め合う生きやすい世の中を目指すためにも、これからももっとL・iDの理解が広まってほしいと考えています。

おわりに

最後までお読みいただき、本当にありがとうございます。

LiDという言葉は、まだ多くの人々にとってなじみのないものかもしれません。しかし、この本を通じて「自分の状況には名前がある」「一人ではない」と感じていただけたなら、私はとても嬉しく思います。

LiDが広まる前は、この症状は日本ではAPDと呼ばれることが多いものでした。私がAPDという言葉に初めて出合ったのは、兵庫県立こども病院で勤務していたときのことです。

ある小学校の先生が私に、「この子はAPDではないですか？」と質問してきたのです。そのときに初めて「APDとはなんのことだろう？」と思い、その概念について調べ始めました。

同時期に、多くの機能性難聴（当時は心因性難聴と呼ばれていました）の子どもを診る中で、「聞こえているのに聞き取れない」「耳は聞こえているが、聞き取りが難しい」という子たちがいることに気づきました。

これが、私が本格的にＬｉＤの研究を始めるきっかけになったのです。

その後、大阪に移り、成人のＬｉＤの方々とも多く出会いました。

聴力検査では異常がないのに、「聞き取りにくい」「話が理解できない」と感じる方々が数多くいる。これらの経験を通じて、私はＬｉＤが小児だけの問題ではなく、生涯にわたり生活に影響を及ぼす可能性があることを理解しました。

そして２０２１年からの３年間、全国の研究者や専門家、当事者の方々と協力し、「当事者ニーズに基づく聴覚情報処理障害（ＬｉＤ／ＡＰＤ）の診断と支援の手引き」を開発するプロジェクトが始動。

この手引きは２０２４年３月に完成し、日本国内における、ＬｉＤの理解と支援の基盤となる一歩となっています。

この本を作る過程では、改めて多くの当事者の方々にお話を伺いました。その中で実感したのは、Ｌ・ｉ・Ｄは決して一人で抱え込むべきものではなく、共有して連帯できるものであるということです。

当事者の方々からは、環境を工夫したり、支援を受けたり、自分自身で試行錯誤しながら困難を乗り越えてきた実践例をたくさん教えてくださいました。それらの経験が、この本を通じて少しでも役立つ形で共有されていくことを願っています。

まだ完全にＬ・ｉ・Ｄの理解が広がっているわけではありませんが、少しずつ支援の体制も整ってきています。どうか近くの専門機関に相談し、自分に合った方法でＬ・ｉ・Ｄと向き合ってみてください。

この本を読んで「聞き取れないのは自分のせいではない」と気づき、「自分の状態には名前があり、支援を受ける価値がある」と感じていただけたら嬉しいです。

そして、皆さんの経験や声が、これからの支援体制をさらに強化し、他の方々の助けになることを願っています。これからも、Ｌ・ｉ・Ｄの研究と支援を通じて、より多くの方々が前向きな一歩を踏み出せる社会を目指していきます。

P.50 で紹介した QR コードの URL

「LiD/APD の方は、こんな風に聞えている（一例）」
https://apd.amed365.jp/about-apd/index.shtml#movie-01

参考文献

『マンガでわかる APD 聴覚情報処理障害』（著：阪本浩一／法研）
『APD「音は聞こえているのに 聞きとれない」人たち 』（著：小渕千絵／さくら舎）
『APD（ 聴覚情報処理障害 ）がわかる本』（監修：小渕千絵／講談社）
『マンガ APD/LiD って何 !?』（著：きょこ・監修：小渕千絵・佐々木香緒里／合同出版）
『きこえているのにわからない APD〔 聴覚情報処理障害 〕の理解と支援』
（編著・小渕千絵・原島恒夫 ／学苑社）

Hirokazu Sakamoto. “当事者ニーズに基づいた聞き取り困難症（LiD）/聴覚情報処理障害（APD）研究の現状と展望” Audiology Japan 66, 2023. https://www.jstage.jst.go.jp/article/audiology/66/6/66_511/_pdf/-char/ja
Claire Benton, William Brassington, David R Moore. “Prevalence of clinical referrals having hearing thresholds within normal limits” International Journal of Audiology, June, 2011. https://www.researchgate.net/profile/David-Moore-47/publication/51453310_Prevalence_of_clinical_referrals_having_hearing_thresholds_within_normal_limits/links/5718e8d508aed43f63234b50/Prevalence-of-clinical-referrals-having-hearing-thresholds-within-normal-limits.pdf
Hirokazu Sakamoto, Tomoe Sekido, Naomasa Sakamoto, Chie Obuchi, Hisako Yoshida, Ayumi Shintani. “Survey of students and guardians for assessing the early detection of auditory processing disorder and listening difficulties in school-age students,” International Journal of Pediatric Otorhinolaryngology, January, 2024. https://www.sciencedirect.com/science/article/abs/pii/S0165587623003798
LiD / APD 診断と支援の手引き（2024 第一版） https://apd.amed365.jp/doc/202403-seika.pdf

当事者会

近畿 LiD/APD（聞き取り困難症 / 聴覚情報処理障害）当事者会 https://www.kokuchpro.com/group/apd_kinki/
APD 当事者会 APS https://apd-peer.jimdofree.com/

46ページで紹介した、小渕千絵先生の「聞こえにくさのチェックシート」(以下①)、小川征利先生の「きこえの困難さ検出用チェックリスト」(以下②)を紹介します。15歳以上の場合は①の問診票で109点未満、15歳未満の場合は②の問診票で6点以上であることが、LiDを疑う一つの基準となっています。

小渕らの聞こえにくさのチェックシート

No.	質問文	回答		
1	TVがついている部屋の中で会話をする時、相手の話を聞き取ったり、質問に答えられますか？	できない	0 1 2 3 4 5 6 7 8 9 10	できる
2	TVのニュースをみている時に、誰かがあなたに話しかけてきました。あなたは両方の人(TVで話している人と話しかけた人)の話を聞くことができますか？	できない	0 1 2 3 4 5 6 7 8 9 10	できる
3	多くの人が話している部屋での会話で、相手の話を聞き取ったり、質問に答えられますか？	できない	0 1 2 3 4 5 6 7 8 9 10	できる
4	騒がしいレストランの中で、5人位のグループで話をしています。あなたは全員の顔や様子を見ることができます。このような場面で、会話ができますか？	できない	0 1 2 3 4 5 6 7 8 9 10	できる
5	複数の人と一緒にいて、ある人から違う人に話し手が変わりました。新しい話し手の話を最初から漏らすことなく聞くことができますか？	できない	0 1 2 3 4 5 6 7 8 9 10	できる
6	あなたは戸外にいて、犬が大きな声で吠えているのが聞こえます。あなたは直接見ることなく、犬の声がどこから聞こえているのかすぐに分かりますか？	わからない	0 1 2 3 4 5 6 7 8 9 10	わかる
7	バスやトラックの音を聞いた時、その音がどのくらい遠くから聞こえているか分かりますか？	わからない	0 1 2 3 4 5 6 7 8 9 10	わかる
8	バスやトラックの音から、その音が近づいてきているのか、あるいは離れていっているのか分かりますか？	わからない	0 1 2 3 4 5 6 7 8 9 10	わかる
9	あなたは2つ以上の音を同時に聞いている時、その音は1つの混ざった音のように聞こえますか？	聞こえる	0 1 2 3 4 5 6 7 8 9 10	聞こえない
10	音楽を聴いている時、その曲がどの楽器で演奏されているか分かりますか？	わからない	0 1 2 3 4 5 6 7 8 9 10	わかる
11	あなたが聞くことができる日常生活音は、鮮明に聞こえますか？	聞こえない	0 1 2 3 4 5 6 7 8 9 10	聞こえる
12	誰かの声や物音を聞く時、かなり集中する必要がありますか？	ある	0 1 2 3 4 5 6 7 8 9 10	ない
13	聞こえにくいために、家族や友人と話すのをやめようと思いますか？	思う	0 1 2 3 4 5 6 7 8 9 10	思わない
14	聞こえにくいために、一人でいた方が楽だと思いますか？	思う	0 1 2 3 4 5 6 7 8 9 10	思わない
15	話が聞き取れなかった時に、もう一度繰り返してもらうのは気が重いと思いますか？	思う	0 1 2 3 4 5 6 7 8 9 10	思わない
16	聞こえにくいことは、あなたの家族や友人との関係になんらかの影響を及ぼしていると思いますか？	思う	0 1 2 3 4 5 6 7 8 9 10	思わない

1〜4:音声聴取(　　　　)点　5〜8:空間知覚(　　　　)点　9〜12:聞こえの質(　　　　)点
13〜16:心理的側面(　　　　)点

総合得点(　　)点

小川らのきこえの困難さ検出用チェックリスト

No.	質問文	回答 尺度上の数字に○を付けてください	得点
1	聞き間違いが多い(「知った」を「言った」、「佐藤」を「加藤」など)	0 1 2 3	
2	「え?」「なに?」などと聞き返しが多い	0 1 2 3	
3	なじみのない言葉を聞いたときに、その言葉を正確に聞き直すことが難しい	0 1 2 3	
4	聞いたことが覚えられなかったり、順番に思い出せなかったりする	0 1 2 3	
5	話を聞いているときに、他の刺激があると注意がそれてしまうことが多い	0 1 2 3	
6	注意が途切れたり疲れたりして、注意して聞き続ける(5〜10分ほど)が難しい	0 1 2 3	
7	ザワザワしたところや声が響くところでは、話し手に注意を向けることが難しい	0 1 2 3	
8	ザワザワしたところや声が響くところでは、話に注意を向けていても聴き取り理解することが難しい	0 1 2 3	
9	ザワザワしたところや声が響くところでは、話に注意を向けていても聞き間違えたり、聞き返したりすることが多い	0 1 2 3	
10	少し前に聞いたことを思い出すことができないことがある	0 1 2 3	
11	静かなところで、話し手に注意を向けることが難しい	0 1 2 3	
12	静かなところで話に注意を向けていても聴き取り理解することが難しい	0 1 2 3	
13	静かなところで話に注意を向けていても聞き間違えたり、聞き返したりすることが多い	0 1 2 3	
14	話を理解させるために、ゆっくり話したり、短く切ったりして話す必要がある	0 1 2 3	
15	数字や単語、短文などを聞いてすぐに復唱することが難しい	0 1 2 3	
16	数字や単語、短文などを聞いてすぐに復唱することができるが、後に(1時間以上)思い出すことが難しい	0 1 2 3	
17	相手の顔や口元が見えないと、話を聴き取ったり理解することが難しい	0 1 2 3	
18	相手が早口で話すと聴き取ったり理解することが難しい	0 1 2 3	
19	電話での会話が難しかったり、ラジオなどのスピーカーからの音を聞き取るのが難しい	0 1 2 3	
20	何かの音のする方向を見たり、音を手がかりに隠れたものを探すことが難しい	0 1 2 3	
21	学習や作業、遊びなどにおいて集中し続けることが難しい	0 1 2 3	
22	何かに取り組んでいるとき、ちょっとした刺激によって注意がそれる	0 1 2 3	
23	ぼんやりして話を聞いていなかったり忘れ物をしたりするような、不注意なところがある	0 1 2 3	
24	落ち着きがなかったり、出し抜けに話し始めたり行動をしたりすることがある	0 1 2 3	
25	話を聞くときに、そわそわして聞いていることができない	0 1 2 3	
26	あまり騒がしくない場所で面と向かって話しかけているのに、聞いていないように見える	0 1 2 3	
27	遠まわしな表現や含みのある表現(「ダメ」という意味での「そんなことしていいの?」などのような)意味がわからず、言葉通りに受け止める	0 1 2 3	

年齢相応=0、やや多い=1、多い=2、非常に多い=3

総合得点(　　)点

聞いてるつもりなのに
「話聞いてた?」と言われたら読む本
―"聞き取り困難症"のお困りごと解消します

2025年3月10日　第1刷発行

著者　　阪本浩一
発行者　　矢島和郎
発行所　　株式会社 飛鳥新社
〒101-0003
東京都千代田区一ツ橋2-4-3　光文恒産ビル
電話 03-3263-7770(営業)
03-3263-7773(編集)
https://www.asukashinsha.co.jp

デザイン　　大場君人
イラスト　　イノウエリエ
編集協力　　平川恵
取材協力　　近畿LiD／APD当事者会、關戸智恵、夏山美咲
校正　　矢島規男

印刷・製本　　中央精版印刷株式会社

ISBN978-4-86801-063-0

編集担当　市原由衣